JN025172

おうちでできる 「菌力UP!」 エクササイズ

外来編
（経口剤）

南山堂

執筆者一覧

村木 優一　　京都薬科大学臨床薬剤疫学分野

奥平 正美　　安城更生病院薬剤部

坂野 昌志　　名古屋セントラル病院薬剤科

吉村 昌紘　　名古屋セントラル病院薬剤科

序

　新型コロナウイルス感染症が世界中に蔓延し，感染症の治療や予防，伝播抑制といった事柄に，医療従事者だけでなく，多くの国民の関心が寄せられる時代となりました．あわせて，感染症に関する教育についても，その重要性が見直され，今後ますます医・歯・薬・看護系学部において精力的に行われるようになると予想されます．また，すでに医療現場の第一線で活躍する医療従事者には，感染症の治療や感染予防対策に関する正確な知識や，実践スキルの修得が求められています．

　そのようななか，薬剤師は，薬局や病院など従事する施設にかかわらず，抗菌薬や消毒薬などの適正使用の推進に積極的に関わっていく必要があります．しかし，感染症に使用される治療薬の理解と使いこなしに十分な自信がない薬剤師は少なくありません．また，学生時代に学んだ微生物学や薬物治療学，薬物動態学など，多くの科目の知識を，臨床で直面する疑問や問題にどのように連関させて活用すればよいのか困ることも多いと思います．

　これまでに，感染症をテーマにした書籍は数多く販売されていますが，書籍を読むだけでは知識の定着を確認することは難しいと思います．一方，定着していない知識がないか，自分自身で確認することも容易ではありません．そのため，本書は「もう迷わない！抗菌薬Navi 第3版」の内容をもとに，知識の確認だけでなく，実際に知識を活用する臨床現場を想定したさまざまな問題を解きながら感染症予防と治療のスキルを習得できるように構成しました．また，臨床現場に即したより実践的な問題集にするために「外来編（経口剤）」と「入院編（注射剤）」の2分冊とし，本書では主に外来で抗菌薬を使用する場面に焦点をあてています．本書の各問題に付随する解答・解説だけを読んでも理解は深まるかと思いますが，是非，「もう迷わない！抗菌薬Navi」を隣に置き，行き来しながら，何度も読み返すことで知識をより定着させてもらえればと思います．

　本書が，感染症を学ぼうとする皆さんの自己学習に役立ち，より多くの感染症を患う患者さんの治療に活かされることを期待しています．

2021年9月

著者を代表して
村木 優一

目次

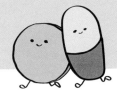

1～6,8,10,11坂野昌志／吉村昌紘，7,9吉村昌紘

第 2 部
応用編

1～7村木優一，8～13奥平正美

本書の使い方

STEP1 **基本編を解く** ● ● ● ● ● ● ● ● ● ● ● ● ● ● ● ● ● ● ●

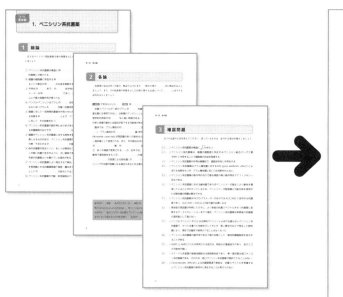

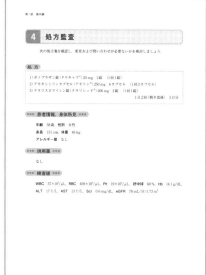

STEP2 **応用編を解く** ● ● ● ● ● ● ● ● ● ● ● ● ● ● ● ● ● ● ●

抗菌薬 Navi 第3版が
問題集になったヨ

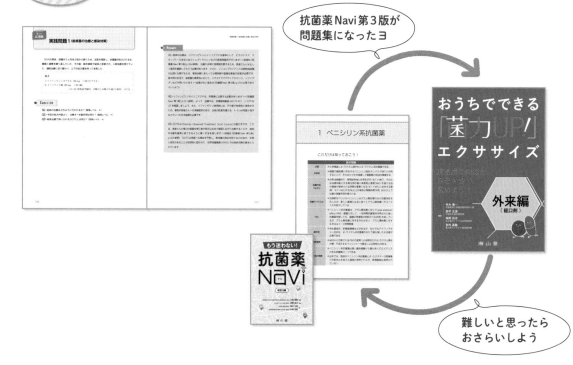

難しいと思ったら
おさらいしよう

本書の「処方監査」に登場する検査値の基準値 (正常値) 一覧

検査項目	基準値 (正常値)	単位
白血球数 (WBC)	32〜89	$10^2/\mu L$
赤血球数 (RBC)	男性：427〜570 女性：376〜500	$10^4/\mu L$
血小板数 (Plt)	13〜37	$10^4/\mu L$
好中球	40〜70	%
ヘモグロビン量 (Hb)	男性：13.5〜18.0 女性：11.3〜15.2	g/dL
ALT (GPT)	4〜44	U/L
AST (GOT)	8〜38	U/L
血清クレアチニン (Scr)	男性：0.6〜1.1 女性：0.4〜0.8	mg/dL
推算糸球体濾過量 (eGFR)	≧90	mL/分/$1.73m^2$

eGFRの基準値は日本腎臓学会「エビデンスに基づくCKD診療ガイドライン2018」に基づく.

第1部
基本編

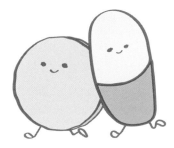

1. ペニシリン系抗菌薬

1 総論

　　以下はペニシリン系抗菌薬全体の特徴を示した記述です．＿＿＿＿＿に該当する語句を記入しましょう．

1 ペニシリン系抗菌薬は構造に ❶＿＿＿＿＿＿＿＿＿ をもつため，❷＿＿＿＿＿＿＿ 系抗菌薬に分類される．

2 細菌の細胞膜に存在する ❸＿＿＿＿＿＿＿＿ に作用し，この分子のはたらきを阻害することで最近の ❹＿＿＿＿＿ の合成を障害する．

3 作用は ❺＿＿＿ 的で，❻＿＿＿＿ 依存性に作用を示す．薬効と相関する PK/PD パラメーターは ❼＿＿＿＿＿＿＿ であり，30％以上では増殖抑制効果，❽＿＿＿＿ ％以上で最大殺菌作用が得られる．

4 ベンジルペニシリンはグラム ❾＿＿＿＿ 依性菌のみに抗菌活性を示すが，新しい薬剤になるに従いグラム ❿＿＿＿ 性菌へ抗菌活性を拡大している．

5 細菌に対して一定時間抗菌薬を作用させたのちに，抗菌薬を除いても再増殖が抑制される効果を ⓫＿＿＿＿＿＿＿ とよび，ペニシリン系抗菌薬は ⓬＿＿＿＿＿＿ 菌に対して，その効果をもつ．

6 ペニシリン系抗菌薬の副作用にはさまざまなものがあるが，構造分類上で同系統とされる抗菌薬群のなかで ⓭＿＿＿＿＿＿＿＿ が最も強いため，特に注意が必要である．

7 細菌がペニシリン系抗菌薬に対する耐性を獲得する機序は，⓮＿＿＿＿＿＿＿＿ の変異によるもののほか，ペニシリン系抗菌薬の構造内に存在する ⓯＿＿＿＿＿＿＿ を分解・不活化する ⓰＿＿＿＿＿＿ の産生によるものがある．

8 他の抗菌薬が効きにくい，もしくは無効なことが多い ⓱＿＿＿＿ 属に対してアンピシリンが高い抗菌力を示すように，古い薬剤であっても，特定の微生物に対する抗菌力が他系統の抗菌薬よりも優れている場合がある．

9 ペニシリン系抗菌薬により発生する下痢は，一過性のものから，⓲＿＿＿＿＿＿＿＿ を原因菌とする抗菌薬関連下痢症・腸炎までさまざまである．また，下痢の予防・対策として ⓳＿＿＿＿＿＿＿ が投与されることもある．

10 ペニシリン系抗菌薬の代謝・排泄経路は ⓴＿＿＿＿ 型である．

こたえ

❶βラクタム環　　❷βラクタム　　❸ペニシリン結合タンパク質（PBP）　　❹細胞壁　　❺殺菌

❻時間　　❼%T>MIC　　❽50　　❾陽　　❿陰　　⓫PAE（post-antibiotic effect）

⓬グラム陽性　　⓭アナフィラキシー反応　　⓮ペニシリン結合タンパク質（PBP）　　⓯βラクタム環

⓰βラクタマーゼ　　⓱腸球菌　　⓲*Clostridium difficile*　　⓳耐性乳酸菌　　⓴腎排泄

2　各論

　抗菌薬の表記は多くの場合，略語で示されます．一般名の後の_____内に略語を記入しましょう．また，その抗菌薬の特徴を示した内容に関する記述について_____に該当する語句を記入しましょう．

一般名　アモキシシリン　　**略語**　❶_____

　抗菌スペクトルが一部のグラム❷_____性菌に拡大されたが，❸_____産生菌には使用できない．注射薬のアンピシリンと同等の抗菌スペクトルをもつ．また，生物学的利用率が❹_____％と高い特徴がある．食事の影響は受けにくいが，❺_____の多い食事の場合には吸収が低下する可能性がある．

　臨床では，グラム陽性の❻_____菌(学名：❼_____)，グラム陰性の❽_____菌(学名：❾_____)，*Moraxella catarrhalis* が原因菌の多くの割合を占める，副鼻腔炎や❿_____などへの第一選択薬として使用される．また，市中肺炎の外来治療においても，感受性をもつならば，❻_____菌，❽_____菌が原因菌の場合に第一選択薬となるなど，多くの場面で使用される．一方，近年では，❸_____産生菌とは異なる機序で薬剤耐性をもつ⓫_____の増加や，❻_____菌の⓬_____の変異による耐性菌(⓭_____)の分離頻度が高くなっており，アモキシシリンでの治療が困難になる場合もあるため注意が必要である．

---

❶AMPC　　❷陰　　❸βラクタマーゼ　　❹約80　　❺繊維質　　❻肺炎レンサ球

❼*Streptococcus pneumoniae*　　❽インフルエンザ　　❾*Haemophilus influenzae*

❿中耳炎　　⓫βラクタマーゼ非産生アンピシリン耐性菌 (BLNAR)

⓬ペニシリン結合タンパク質 (PBP)　　⓭PRSP

一般名 アモキシシリン・クラブラン酸　　　**略語** ❶_____

　アモキシシリン耐性菌が産生する❷_____によってアモキシシリンが分解されるのを防ぐため，❷_____阻害薬のクラブラン酸が配合された薬剤で，アモキシシリン耐性菌にも効果を示す．クラブラン酸は❸_____のみに作用する薬剤で，アモキシシリンとクラブラン酸を14：1で配合した製剤と，2：1で配合した製剤がある．いずれもアモキシシリン耐性のブドウ球菌，大腸菌，インフルエンザ菌などに効果をもつ．

　臨床では，❹_____の二次・三次治療として中等症から重症の症例に用いられるほか，小児の急性喉頭炎，外来治療が可能な❺_____で細菌性のものか非定型か明らかでない場合，❻_____など，多くの場面で使用される．クラブラン酸は❼_____によって吸収が低下するため，服用のタイミングが❽_____となっている製剤もある．

❶AMPC/CVA　　❷βラクタマーゼ　　❸ペニシリナーゼ　　❹中耳炎　　❺肺炎
❻カテーテル非留置の複雑性膀胱炎　　❼食事　　❽食直前

3　確認問題

以下の記述の正誤を答えてください. 誤っているものは, 該当する部分を修正しましょう.

① (　　) ペニシリン系抗菌薬は構造に ⟨β-ラクタム環 O=□—N⟩ をもつ.

② (　　) ペニシリン系抗菌薬は, 細菌の細胞壁に存在するペニシリン結合タンパク質 (PBP) に作用することで細胞壁の合成を阻害する.

③ (　　) ペニシリン系抗菌薬の作用は静菌的で, 濃度依存性に作用を示す.

④ (　　) ペニシリン系抗菌薬はグラム陽性菌に対するPAE (post antibiotic effect) とよばれる効果をもつが, グラム陰性菌に対しては効果をもたない.

⑤ (　　) ペニシリン系抗菌薬の副作用のなかで最も頻度の高い副作用はアナフィラキシー反応である.

⑥ (　　) ペニシリン系抗菌薬に対する耐性菌であればペニシリナーゼ産生により耐性を獲得していることがわかっているため, ペニシリナーゼ阻害薬との配合剤を使用すれば耐性菌の問題は解決できる.

⑦ (　　) ペニシリン系抗菌薬はPK/PDパラメーターのなかではAUC/MICに依存する抗菌薬であり, AUC/MIC>400以上の投与量が必要になる.

⑧ (　　) 感染症の原因菌が判明したのちに, より狭域の抗菌スペクトルをもつ抗菌薬に変更するデ・エスカレーションを行う場合, ペニシリン系抗菌薬は変更後の抗菌薬の選択肢として適さない.

⑨ (　　) ベンジルペニシリン (PCG) は古典的ペニシリンとよばれる最も古いペニシリン系抗菌薬で, かつては優れた効果を示してきたが, 長い歴史のなかで発生した耐性菌により, 現在では臨床で使用されることはなくなった.

⑩ (　　) ペニシリン系抗菌薬の副作用である下痢の対策として, 耐性乳酸菌製剤を投与することがある.

⑪ (　　) AMPCとAMPC/CVAが併用される処方は, 同成分の重複投与であり, 処方ミスの可能性が高い.

⑫ (　　) カテーテル非留置の複雑性膀胱炎は尿路感染症であり, 第一選択薬は経口キノロン系抗菌薬である. そのため, 経口ペニシリン系抗菌薬が選択されることはない.

⑬ (　　) *Clostridioides difficile* による抗菌薬関連下痢症は, 抗菌スペクトルを考慮するとペニシリン系抗菌薬の使用中に発生することは考えられない.

14 (　　) ペニシリン耐性肺炎球菌 (PRSP) の分離頻度はきわめて低いため，通常，肺炎レンサ球菌 (*Streptococcus pneumoniae*) へのアモキシシリン (AMPC) の使用は問題にならない.

15 (　　) ペニシリン系抗菌薬は腎排泄型の薬剤と考えられている.

こたえ

1：○

2：×（PBPは細菌の細胞膜に存在する）

3：×（殺菌的で時間依存性の作用をもつ）

4：○

5：×（βラクタム系抗菌薬のなかで最も強いアナフィラキシー反応を示すが，副作用として最も高い頻度で生じるわけではない）

6：×（耐性菌の発現機序にはPBP変異によるものもある）

7：×（PK/PDパラメーターのなかでは％T>MICに依存する抗菌薬であり，増殖抑制効果は30％以上，最大殺菌作用は50％以上とされる）

8：×（ペニシリン系抗菌薬には，狭域の抗菌スペクトルをもち，特定の細菌に対する高い効果を持つ薬剤があり，

デ・エスカレーションに適したものがある）

9：×（PCGは現在も，感染性心内膜炎，髄膜炎など多くの感染症に使用される）

10：○

11：×（AMPCの投与量を増やすために，あえて同成分を重複させる目的で併用されるケースが少なくない）

12：×（カテーテル非留置の複雑性膀胱炎であればAMPC/CVAが第一選択薬となる）

13：×（ペニシリン系抗菌薬の使用中にも*C. difficile*による抗菌薬関連下痢症に注意する必要がある）

14：×（PBP変異により耐性を示すPRSPは増えており，AMPC使用時には注意が必要になる）

15：○

4　処方監査

次の処方箋を確認し，変更および問い合わせが必要ないかを検討しましょう．

処方

1）ボノプラザン錠（タケキャブ®）20 mg　2錠　（1回1錠）
2）アモキシシリンカプセル（アモリン®）250 mg　6カプセル　（1回3カプセル）
3）クラリスロマイシン錠（クラリシッド®）200 mg　2錠　（1回1錠）

1日2回（朝夕食後）　5日分

▷▷▷ 患者情報，身体所見 ◁◁◁

年齢　58歳，**性別**　女性
身長　151 cm，**体重**　46 kg
アレルギー歴　なし

▷▷▷ 併用薬 ◁◁◁

なし

▷▷▷ 検査値 ◁◁◁

WBC　$57\times10^2/\mu$L，RBC　$459\times10^4/\mu$L，Plt　$19\times10^4/\mu$L，**好中球**　60 %，Hb　14.1 g/dL，
ALT　17 U/L，AST　13 U/L，Scr　0.6 mg/dL，eGFR　78 mL/分/1.73 m²

Ａnswer

　ヘリコバクター・ピロリ（ピロリ菌）の除菌療法（一次除菌）の処方箋です．服用日数は7日間と決められているため，処方医への問い合わせが必要です．

▶▶▶ **解説** ◀◀◀

　この3剤併用〔プロトンポンプ阻害薬（PPI）はランソプラゾールの使用も可〕の処方を見たら，ピロリ菌の除菌療法とすぐに把握できなければなりません．アモキシシリンは，ヘリコバクター・ピロリ感染の場合とそれ以外の場合で用法・用量が異なるため，注意が必要です．また，腎機能が正常な患者でも1日2回の用法となります．ピロリ菌の除菌療法では服用日数は7日間と決まっているため，日数もあわせて覚えておきましょう．

▶▶▶ **ワンポイントアドバイス** ◀◀◀

　ピロリ除菌の3剤併用療法では，3剤を1シートにまとめた専用製剤が存在するため，個々の薬剤の組み合わせを記憶しなくても大丈夫と思っている方もいるかもしれません．たしかに，ボノサップ®（ボノプラザン・アモキシシリン・クラリスロマイシン）やラベキュア®（ラベプラゾール・アモキシシリン・クラリスロマイシン）といった，たいへん便利なパック製剤が存在しますが，これらは高度の腎機能障害のある患者では禁忌に該当します．その理由は，各製剤の投与量を調節できないためであり，腎機能障害が低下した患者には投与量を調節し個別に3剤が処方されることになります．したがって，PPIと2種の抗菌薬を併用する処方箋を応需した際は，専用製剤が処方されたとき以上に慎重に処方監査をする必要があります．

　なお，二次除菌ではクラリスロマイシンではなくメトロニダゾールを使用することもあわせて復習しておきましょう．

2. セフェム系抗菌薬

1 総論

　以下はセフェム系抗菌薬全体の特徴を示した記述です．＿＿＿＿に該当する語句を記入しましょう．

1. セフェム系抗菌薬は構造に ❶＿＿＿＿＿＿＿ をもつため，❷＿＿＿＿＿＿＿ 系抗菌薬に分類される．

2. 細菌の細胞壁を構成する ❸＿＿＿＿＿＿＿ の架橋を阻害し，細菌を破壊する．

3. 作用は ❹＿＿＿ 的で ❺＿＿＿＿ 依存性に作用を示す．薬効と相関するPK/PDパラメーターは ❻＿＿＿＿＿＿＿ であり，❼＿＿＿＿％以上では増殖抑制効果，60〜70％以上では最大殺菌作用が得られる．

4. セフェム系抗菌薬という名称は，セファロスポリン系薬，❽＿＿＿＿＿＿＿ 系薬，❾＿＿＿＿＿＿＿ 系薬の総称として用いられ，一般に，第1世代から第❿＿＿世代に分類される．

5. 経口セフェム系抗菌薬の第1世代はグラム ⓫＿＿＿＿ 性菌に対する抗菌力が強い．一方，第2世代はグラム ⓬＿＿＿＿ 性菌への抗菌力が向上しているが，⓫＿＿＿＿ 性菌に対する抗菌力は第1世代と同等である．

6. 経口セフェム系抗菌薬の第3世代は第2世代よりも多くのグラム ⓬＿＿＿＿ 性菌に対して抗菌力が強くなっており，グラム ⓫＿＿＿＿ 性菌に対する抗菌力も強くなっている．しかし注射薬に比べて ⓭＿＿＿＿＿＿＿ への抗菌力は乏しい．

7. 経口セフェム系抗菌薬の第4世代はグラム陽性・陰性菌に対する抗菌力が強くなった．特に，ペニシリンに耐性をもつ ⓮＿＿＿＿＿＿＿ や，アンピシリンに耐性をもつ ⓯＿＿＿＿＿＿＿ にも抗菌力を示すという優れた特性をもつ．

8. セフェム系抗菌薬で生じる副作用にはさまざまなものがあるが，代表的なものに，過敏症，肝障害，腎障害，⓰＿＿＿＿＿＿＿ 作用などがある．

9. 細胞壁をもたないマイコプラズマ属や ⓱＿＿＿＿＿＿＿ 属などには効果がない．また，細胞内への移行性が悪く，細胞内寄生菌である ⓲＿＿＿＿＿＿＿ 属などには効果がない．

10. セフェム系抗菌薬の主な代謝・排泄経路は ⓳＿＿＿＿ 型であるが，同じくセフェム系で

あっても，薬剤によっては⑳＿＿＿＿＿が主なものもある．

2　各論

　抗菌薬の表記は多くの場合，略語で示されます．一般名の後の＿＿＿＿内に略語を記入しましょう．また，その抗菌薬の特徴を示した内容に関する記述について＿＿＿＿に該当する語句を記入しましょう．

▶▶▶ 第1世代 ◀◀◀

一般名 セファクロル　　**略語** ❶＿＿＿＿

　第1世代経口セフェム系抗菌薬の特徴として最も重要な点は，❷＿＿＿＿属や❸＿＿＿＿属などのグラム陽性菌に対する抗菌活性が強いことである．一方，グラム陰性菌に対しては，❹＿＿＿＿菌やクレブシエラ属などには優れた抗菌活性をもつものの，❺＿＿＿＿菌などには効果がやや弱い．

　この世代で代表的な薬剤にセファクロルがあり，経口投与後の吸収速度が❻＿＿＿＿という特徴がある．細菌が産生するβラクタマーゼの一つである❼＿＿＿＿に安定であるが，❽＿＿＿＿産生菌には無効である．

　臨床では，高齢女性（閉経後女性）の❾＿＿＿＿や，❿＿＿＿，丹毒などの皮膚・軟部組織感染症の一部のほか，創傷の外来治療時などでエンピリックに使用されることが多い．

▶▶▶ 第2世代 ◀◀◀

一般名 セフロキシム アキセチル　　**略語** ⓫＿＿＿＿

　第2世代経口セフェム系抗菌薬は，第1世代に比べ，グラム⓬＿＿＿＿性菌に対して同程度，もしくはやや弱い抗菌力を示す．一方で，❺＿＿＿＿菌，大腸菌，クレブシエラ属などのグラム陰性菌に対する抗菌力が増している．

　第3世代経口セフェム系抗菌薬の代表的な薬剤であるセフロキシム アキセチルはプロドラッグであり，服用後の吸収段階で腸管壁に存在する酵素である⓭＿＿＿＿により⓮＿＿＿＿されてセフロキシムになる．保険上の適応症は多いものの，臨床では，実際に第一選択薬として使用される場面は少ない．

❶CCL　❷ブドウ球菌　❸レンサ球菌　❹大腸　❺インフルエンザ桿　❻速い　❼ペニシリナーゼ　❽セファロスポリナーゼ　❾膀胱炎　❿蜂窩織炎　⓫CXM-AX　⓬陽　⓭エステラーゼ　⓮脱エステル化

▶▶▶ 第3世代 ◀◀◀

一般名 セフジニル　**略語** ❶＿＿＿＿＿

第3世代経口セフェム系抗菌薬は，第1世代，第2世代の経口セフェム系抗菌薬に比べグラム❷＿＿＿＿性菌にも強い抗菌力を示す．あわせて，グラム❸＿＿＿＿性菌に対しても抗菌力が強くなっているが，注射剤に比べ❹＿＿＿＿＿＿への抗菌力は乏しい．また，バイオアベイラビリティは約20〜30％であり，第1世代，第2世代の経口セフェム系抗菌薬と比較すると❺＿＿＿＿．

第3世代の経口セフェム系抗菌薬の代表的な薬剤としてセフジニルがあげられる．第3世代の経口剤は一般的に❻＿＿＿＿＿菌への抗菌力が強くなっているものの，セフジニルは❻＿＿＿＿＿菌や，❼＿＿＿＿＿＿への活性が低い．また，セフジニルは❽＿＿＿＿などとの併用で効果が減弱されるため，併用時にはそれぞれの服用に2時間程度の間隔が必要である．

臨床では，小児の急性❾＿＿＿＿＿や尿路感染症などに使用されることが多い．

▶▶▶ 第4世代 ◀◀◀

一般名 セフカペン ピボキシル　**略語** ❿＿＿＿＿

第4世代経口セフェム系抗菌薬は，第3世代に比べ，ブドウ球菌属や⓫＿＿＿＿菌への抗菌力を増し，耐性菌である⓬＿＿＿＿＿にも有効になった．また，⓭＿＿＿＿菌の一部にも抗菌力をもつ．

第4世代経口セフェム系抗菌薬の代表的な薬剤としてセフカペン ピボキシルがあげられる．セフカペン ピボキシルはプロドラッグであり，服用後の吸収時に，腸管に存在する酵素である⓮＿＿＿＿により代謝されて，活性体の⓯＿＿＿＿＿になる．これらプロドラッグは⓰＿＿＿＿＿から血中への吸収を高めるために，化学構造のなかに⓱＿＿＿基をもつものが多い．セフカペンをはじめとする第4世代経口セフェム系抗菌薬は⓬＿＿＿＿および⓲＿＿＿＿＿型インフルエンザ菌に強い抗菌力を示すため，臨床では，とくに市中の⓳＿＿＿＿＿に使われることが多い．

---

❶CFDN　❷陽　❸陰　❹腸内細菌科　❺劣る　❻インフルエンザ
❼ペニシリン耐性肺炎球菌 (PRSP)　❽鉄剤　❾咽頭炎・扁桃炎　❿CFPN-PI
⓫肺炎球　⓬ペニシリン耐性肺炎球菌 (PRSP)　⓭嫌気性　⓮エステラーゼ
⓯セフカペン　⓰小腸上皮　⓱エステル　⓲BLNAR　⓳呼吸器感染症

3 確認問題

以下の記述の正誤を答えてください. 誤っているものは, 該当する部分を修正しましょう.

1 (＿) セフェム系抗菌薬は構造に $\underset{O}{\square}$N をもつ.

2 (＿) セフェム系抗菌薬は細菌の細胞壁を構成するペプチドグリカン層の架橋を阻害することで細菌を破壊する.

3 (＿) セフェム系抗菌薬の作用は殺菌的で, 時間依存性に作用を示す.

4 (＿) セフェム系抗菌薬はセファマイシン系抗菌薬の別名であり, 一般に, 第1世代から第4世代に分類される.

5 (＿) 第1世代から第4世代までのセフェム系抗菌薬の特徴は, 世代が大きくなるに従ってグラム陰性菌へのスペクトルが拡大し, それに伴ってグラム陽性菌に対する抗菌力も高くなる.

6 (＿) セファクロルは小児用細粒を使用する場合, 体重kgあたり1日20〜40 mg(力価)を投与すると決められているため, 体重が多い子どもの場合は成人の通常用量以上の投与量になることがある.

7 (＿) PRSPやBLNARといった耐性菌を対象に使用する場合は, セフェム系抗菌薬のなかでも第4世代の注射薬を使用する必要があり, 経口薬へのスイッチはできない.

8 (＿) 外来治療の対象になる創傷であっても, セファクロルでは治療ターゲットとして想定される菌に対応できないため, 使用を避ける必要がある.

9 (＿) 経口ペニシリン系抗菌薬よりも吸収に優れている第3世代経口セフェム系抗菌薬は, 積極的な使用が推奨される.

こたえ

1：○

2：○

3：○

4：× (セフェム系抗菌薬は, セファロスポリン系, セファマイシン系, オキサセフェム系の総称である)

5：× (グラム陽性菌への抗菌力は, 適応菌種であれば第2世代に比べて第1世代の方が強い場合もあり, 世代分類とは直接に関連しない部分が多い)

6：× (通常, 小児への用量計算上で成人の投与量を超える場合には, 成人量を上限とする)

7：× (第4世代経口薬であるセフカペンピボキシルは使用できる)

8：× (セファクロルで問題ない)

9：× (第3世代セフェム系抗菌薬のバイオアベイラビリティは20〜30％であり, 70〜80％程度の製剤が多いペニシリン系よりも吸収は劣る. また, 抗菌薬では適切な使用が推奨されるのであって積極的な使用が推奨されることはない)

4 処方監査

次の処方箋を確認し，変更および問い合わせが必要ないかを検討しましょう．

処方

1) セフジニルカプセル（セフゾン®）100 mg　3カプセル　（1回3カプセル）

1日1回（朝食後）　5日分

▷▷▷ **患者情報，身体所見** ◁◁◁

年齢　40歳，**性別**　女性

身長　158 cm，**体重**　43 kg

アレルギー歴　なし

診断名　膀胱炎

▷▷▷ **併用薬**（お薬手帳）◁◁◁

・ロキソプロフェンナトリウム錠 60 mg　1回1錠　頭痛時

・酸化マグネシウム錠 330 mg　1回1錠　便秘時

▷▷▷ **検査値** ◁◁◁

WBC　$95 \times 10^2 / \mu L$，RBC　$387 \times 10^4 / \mu L$，Plt　$15 \times 10^4 / \mu L$，**好中球**　73 %，Hb　11 g/dL，

ALT　23 U/L，AST　17 U/L，Scr　0.6 mg/dL，eGFR　86 mL/分/1.73 m²

Ａnswer

　　セフジニルは第3世代の経口セフェム系抗菌薬に該当し，時間依存性に作用を発揮します．したがって，用法は1日1回ではなく1日3回となるため，問い合わせが必要です．

▶▶▶ 解説 ◀◀◀

　　セフェム系抗菌薬の効果に相関するPK/PDパラメーターは％Ｔ＞ＭＩＣであり，効果は時間依存性であるため，投与間隔を短くする必要があります．あわせて，酸化マグネシウムとの相互作用がある点にも注意が必要です．添付文書には，「吸収が低下し効果が減弱されるおそれがあるため，2時間以上間隔をあけて内服する」と記載があり，その旨を患者に説明する必要があります．第3世代の経口セフェム系抗菌薬はバイオアベイラビリティが低いことが知られており，併用薬などの影響でさらに吸収が低下してしまうと治療効果が期待できなくなります．

▶▶▶ ワンポイントアドバイス ◀◀◀

　　この処方監査では，処方薬の用法・用量だけではなくお薬手帳もあわせて確認する必要性を再認識できたと思います．併用薬が原因で感染症治療が遷延してしまうことがないよう，注意しなければなりません．また粉ミルクや経腸栄養剤など，鉄添加製品との併用により便や尿が赤色調を呈することがある旨についてもあわせて確認しておきましょう．

▶▶▶ MORE INFO. ◀◀◀

　　「抗菌薬Navi第3版」　p.41（第3世代セフェム系抗菌薬の使いかた）

3. カルバペネム系抗菌薬・ ペネム系抗菌薬

1 総論

以下はカルバペネム系抗菌薬・ペネム系抗菌薬全体の特徴を示した記述です. _____ に該当する語句を記入しましょう.

① カルバペネム系抗菌薬のうち，経口剤があるものは，❶_____ のみである.

② ペネム系経口抗菌薬である❷_____ は，カルバペネム系抗菌薬に類似した構造をもつ.

③ カルバペネム系抗菌薬，ペネム系抗菌薬は，いずれも構造に❸_____ をもつため，❹_____ 系抗菌薬に分類される.

④ カルバペネム系・ペネム系抗菌薬は，いずれも細菌の❺_____ に高い親和性を示し，細菌の❻_____ の合成を阻害する.

⑤ カルバペネム系・ペネム系抗菌薬の作用はいずれも❼_____ 的で，❽_____ 依存性に作用を示す.

⑥ カルバペネム系抗菌薬の経口剤である❾_____ は，グラム陽性菌では感性をもつ黄色ブドウ球菌，レンサ球菌属のほか，耐性菌である❿_____ を含む⓫_____ 菌，グラム陰性菌ではモラクセラ (ブランハメラ)・カタラーリス，耐性菌である⓬_____ を含む⓭_____ 菌に保険適応をもつ.

⑦ ピボキシル基を有する抗菌薬では，頻度不明であるが，小児 (特に乳幼児) での副作用として⓮_____ に伴う低血糖が現れる可能性があるため，テビペネム ピボキシル投与時には注意すること.

⑧ ファロペネムはグラム⓯_____ 性菌に優れた抗菌力をもつが，カルバペネム系抗菌薬と異なり，⓰_____ 菌に抗菌力を示さないなど，グラム⓱_____ 性菌に対する抗菌力は高くない.

⑨ カルバペネム系抗菌薬に対する耐性を獲得する機序は，カルバペネム系抗菌薬を菌内に取り込む孔を形成する⓲_____ の減少・欠損のほか，菌体外に抗菌薬を排出する孔が⓳_____ すること，作用標的部位である❺_____ の変異，βラクタマーゼの一種である⓴_____ の産生などがある.

⑩ テビペネム ピボキシルは，同系統の注射薬と同様に㉑_____との併用は禁忌であるが，ペネム系抗菌薬のファロペネムは併用注意である．ただし，いずれにしろ，両剤とも㉑_____の服用歴については確認が必要である．

こたえ

❶テビペネム ピボキシル　❷ファロペネム　❸βラクタム環　❹βラクタム

❺ペニシリン結合タンパク質 (PBP)　❻細胞壁　❼殺菌　❽時間

❾テビペネム ピボキシル　❿ペニシリン耐性肺炎球菌 (PRSP)　⓫肺炎球　⓬BLNAR

⓭インフルエンザ　⓮低カルニチン血症　⓯陽　⓰緑膿　⓱陰　⓲OprD　⓳過剰発現

⓴メタロβラクタマーゼ　㉑バルプロ酸ナトリウム

2 各論

　抗菌薬の表記は多くの場合，略語で示されます．一般名の後の＿＿＿＿＿内に略語を記入しましょう．また，その抗菌薬の特徴を示した内容に関する記述について＿＿＿＿に該当する語句を記入しましょう．

▶▶▶ カルバペネム系抗菌薬 ◀◀◀

一般名 テビペネム ピボキシル　　**略語** ❶＿＿＿＿＿＿＿

　テビペネム ピボキシルは唯一のカルバペネム系経口抗菌薬である．カルバペネム系抗菌薬に属するため，本来であれば，同系統の注射剤と同じような抗菌スペクトルを示すと考えられる．しかし，実際の治療標的は，小児の感染症治療において耐性が問題になっている❷＿＿＿＿＿＿＿，❸＿＿＿＿＿＿＿菌や❹＿＿＿＿＿＿＿耐性のインフルエンザ菌などに絞っている．

　適応症は，❺＿＿＿＿＿＿＿，❻＿＿＿＿＿＿＿，副鼻腔炎と，上記の適応菌種が問題になる可能性の高い感染症に限定されている．このように適応が限定されていることで，唯一のカルバペネム系経口抗菌薬を臨床で十分に活かせていないと考えられるかもしれないが，これは，優れた抗菌薬の乱用を防止し，耐性菌を生み出さないために重要な取り組みである．投与日数も❼＿＿＿＿日以内をめやすにすることが示されており，十分量を短期間使用するという抗菌薬の原則が重視されている．副作用は❽＿＿＿＿＿，軟便などの消化器症状が多い．

---

❶TBPM-PI　❷，❸ペニシリン耐性肺炎球菌 (PRSP)/マクロライド耐性肺炎球

❹アンピシリン　❺，❻肺炎/中耳炎　❼7　❽下痢

▶▶▶ ペネム系抗菌薬 ◀◀◀

一般名 ファロペネム　　**略語** ❶＿＿＿＿＿＿＿＿＿＿＿

ファロペネムは世界初のペネム系経口抗菌薬で, ❷＿＿＿＿＿＿＿＿＿＿ に安定で耐性菌により分解されにくいほか, ❸＿＿＿＿＿＿＿＿＿ からの分解を受けにくく生体内で安定である. ファロペネムの開発にはコンピュータ分子設計手法が用いられ, 既存の抗菌薬だった❹＿＿＿＿＿＿＿＿ と❺＿＿＿＿＿＿＿＿＿＿＿ の構造をもとにコンパクトな構造で創製された. そのため, ほかの経口βラクタム系抗菌薬よりも❻＿＿＿＿＿＿＿＿＿ への親和性が高く, ペニシリン系抗菌薬やセフェム系抗菌薬よりも広い抗菌スペクトルを示す. 特に, グラム❼＿＿＿＿＿ 性菌に対して高い抗菌力をもち, ❽＿＿＿＿＿＿＿＿＿ にも抗菌力をもつ. また, 大腸菌やインフルエンザ菌などのグラム❾＿＿＿＿ 性菌, バクテロイデス属などの❿＿＿＿＿ 菌にも抗菌力をもつが, カルバペネム系抗菌薬と異なり, ⓫＿＿＿＿＿＿ への抗菌力はない.

しかし, 実際には, ⓬＿＿＿＿＿＿＿＿ への抗菌力は弱いため, ⓬＿＿＿＿＿＿ が主要な原因菌になる呼吸器感染症には使用しにくい. このような現状を考えると, 臨床で第一選択薬となる場面は少ない.

---

❶FRPM　　❷βラクタマーゼ　　❸デヒドロペプチダーゼⅠ (DHP-1)　　❹ペニシリン

❺セファロスポリン　　❻ペニシリン結合タンパク質 (PBP)　　❼陽

❽ペニシリン耐性肺炎球菌 (PRSP)　　❾陰　　❿嫌気性　　⓫緑膿菌　　⓬インフルエンザ菌

3 確認問題

以下の記述の正誤を答えてください. 誤っているものは, 該当する部分を修正しましょう.

1 ( ) カルバペネム系抗菌薬, ペネム系抗菌薬は, 構造に $\begin{smallmatrix} & \\ O & \end{smallmatrix}$N をもつ.

2 ( ) カルバペネム系抗菌薬, ペネム系抗菌薬は, 細菌のリボソーム30Sサブユニットに作用することで, そのはたらきを阻害し, 細胞壁の合成を阻害する.

3 ( ) カルバペネム系抗菌薬, ペネム系抗菌薬の作用は静菌的で, 濃度依存性に作用を示す.

4 ( ) 経口カルバペネム系抗菌薬はファロペネムのみである.

5 ( ) テビペネム ピボキシルは非常に広い抗菌スペクトルをもち, メロペネムと同様に, 敗血症, 細菌性髄膜炎のような重症感染症に対するエンピリックセラピーに使用される.

6 ( ) カルバペネム系抗菌薬に対する耐性菌の発現機序は, カルバペネム系抗菌薬を菌内に取り込む孔の減少・欠損, 菌体外に排出する孔の過剰発現, 作用標的部位であるペニシリン結合タンパク質 (PBP) の変異のいずれかである.

7 ( ) ペネム系抗菌薬であるパニペネムは, 構造がカルバペネムに類似しているため, バルプロ酸ナトリウムとは併用禁忌である.

こたえ

1 : ○

2 : × (PBP に作用する)

3 : × (殺菌的で時間依存性に作用を示す)

4 : × (経口カルバペネム系抗菌薬はテビペネム ピボキシルのみである)

5 : × (テビペネム ピボキシルの適応菌種は, テビペネムに感性のブドウ球菌, レンサ球菌属, 肺炎球菌, モラクセラ・カタラーリス, インフルエンザ菌で, 適応症も肺炎, 中耳炎, 副鼻腔炎に限定されている)

6 : × (メタロβラクタマーゼの出現もある)

7 : × (添付文書上は併用注意である. 併用リスクがある以上, 積極的に使用する必要はない)

4　処方監査

次の処方箋を確認し，変更および問い合わせが必要ないかを検討しましょう．

処　方

1) テビペネム ピボキシル（オラペネム®）小児用細粒10%　160 mg　（1回80 mg）

1日2回（朝夕食後）　14日間

▷▷▷ 患者情報，身体所見 ◁◁◁

年齢　6歳，**性別**　男性

身長　110 cm，**体重**　20 kg

アレルギー歴　なし

診断名　肺炎

▷▷▷ 併用薬 ◁◁◁

なし

▷▷▷ 検査値 ◁◁◁

WBC　$110×10^2/\mu L$，RBC　$400×10^4/\mu L$，Plt　$20×10^4/\mu L$，**好中球**　60 %，Hb　11 g/dL，

ALT　10 U/L，AST　30 U/L，Scr　0.4 mg/dL，eGFR　92 mL/分/1.73 m²

Answer

　テビペネム ピボキシルは唯一のカルバペネム系経口抗菌薬です．投与期間は7日間以内をめやすとすると決められているため，処方医への問い合わせが必要です．

▶▶▶ **解説** ◀◀◀

　カルバペネム系抗菌薬は，グラム陽性菌から陰性菌および嫌気性菌に至るまで，広域スペクトラムを有する薬剤であり，重症感染症の経験的治療（エンピリックセラピー）に使用されるケースが少なくありません．経口薬であるテビペネムも同様に，広域スペクトラムを有すると考えられますが，抗菌薬の乱用による耐性菌の発現を防ぐ目的で，適応菌種は少なく，適応症は肺炎・中耳炎・副鼻腔炎のみに限定されています．投与期間も7日間以内がめやすとされていますので，最小限の期間にとどめるよう注意が必要です．

▶▶▶ **ワンポイントアドバイス** ◀◀◀

　カルバペネム系抗菌薬は抗菌薬の「最後の砦」とされており，不必要な使用は避けることが大切です．テビペネムは小児の感染症治療において問題となっている，ペニシリン耐性肺炎球菌（PRSP），マクロライド耐性肺炎球菌や，アンピシリン耐性インフルエンザ菌などにターゲットを絞って使用されます．また，バルプロ酸ナトリウムとの併用は禁忌であるため，使用時には併用薬の確認も行う必要があります．

▶▶▶ **MORE INFO.** ◀◀◀

　「抗菌薬Navi改訂3版」　p.59（テビペネム ピボキシルの使いかた）

4. キノロン系抗菌薬

1 総論

　以下はキノロン系抗菌薬全体の特徴を示した記述です．＿＿＿＿＿に該当する語句を記入しましょう．

1 キノロン系抗菌薬は大きく第1世代から第4世代に分けることができるが，第2世代以降は構造にフッ素を有し，❶＿＿＿＿＿＿＿＿＿もしくは❷＿＿＿＿＿＿＿＿＿とよばれる．

2 細菌がもつ，❸＿＿＿＿＿＿＿＿＿，トポイソメラーゼⅣという❹＿＿＿＿＿合成を調節する酵素のはたらきを阻害することで，細菌の❹＿＿＿＿＿複製を阻害して細菌を破壊する．

3 作用は❺＿＿＿＿的で❻＿＿＿＿依存性に作用を示す．薬効と相関するPK/PDパラメーターは❼＿＿＿＿＿＿＿＿＿，❽＿＿＿＿＿＿＿＿＿であり，目標値は，肺炎球菌に対して使用する場合には❾＿＿＿＿＿＿＿＿＿，グラム陰性菌・ブドウ球菌感染・易感染患者に用いる場合には❿＿＿＿＿＿＿＿＿，⓫＿＿＿＿＿＿＿＿＿がめやすになる．

4 キノロン系抗菌薬はグラム陰性菌に対して高い抗菌力をもつとともに，グラム陽性菌，⓬＿＿＿＿＿＿＿＿＿や，マイコプラズマ，⓭＿＿＿＿＿＿＿＿＿などの⓮＿＿＿＿＿菌のほか，⓯＿＿＿＿＿をはじめとする抗酸菌，⓰＿＿＿＿＿＿＿＿＿などに広い抗菌活性を示す．

5 細菌に対して一定時間抗菌薬を作用させたのちに抗菌薬を除いても再増殖が抑制される効果を⓱＿＿＿＿＿とよび，キノロン系抗菌薬は⓲＿＿＿＿＿＿＿＿＿菌に対して，その効果をもつ．

6 キノロン系抗菌薬で最も多くみられる副作用は⓳＿＿＿＿＿などの消化器症状で，そのほか，中枢神経障害，⓴＿＿＿＿＿＿＿＿＿，高齢者での㉑＿＿＿＿＿＿＿＿＿などにも注意が必要になる．

7 キノロン系抗菌薬に対して耐性を獲得する機序は，細菌がもつDNAジャイレースやトポイソメラーゼⅣの㉒＿＿＿＿＿，内膜上に存在する㉓＿＿＿＿＿＿＿＿＿の亢進，グラム陰性菌における外膜ポーリンの欠損，㉔＿＿＿＿＿＿＿＿＿へのキノロンの結合を阻害するプラスミド性のタンパク質の出現がある．

⑧ キノロン系抗菌薬のなかで，呼吸器組織への移行性がよく，㉕＿＿＿＿＿＿＿＿を主とした呼吸器感染症の主要な原因菌に高い効果をもつ薬剤を㉖＿＿＿＿＿＿＿＿とよぶ．

⑨ ニューキノロンの経口剤は㉗＿＿＿＿＿＿＿＿が高く，キノロン系抗菌薬の注射剤とほぼ同等であるため，経口薬の服用が可能であれば注射薬から経口薬へのスイッチは比較的容易である．

⑩ キノロン系抗菌薬の主な代謝・排泄経路は㉘＿＿＿＿＿＿型であるが，トスフロキサシンやモキシフロキサシン，ラスクフロキサシンなどは異なる特徴をもっているため，薬剤ごとに注意が必要である．

こたえ

❶，❷ニューキノロン/フルオロキノロン　　❸DNAジャイレース　　❹DNA　　❺殺菌

❻濃度　　❼AUC/MIC　　❽C_{max}/MIC　　❾AUC/MIC≧30　　❿AUC/MIC≧100〜105

⓫C_{max}/MIC≧8〜10　　⓬クラミドフィラ　　⓭レジオネラ　　⓮非定型　　⓯結核菌

⓰嫌気性菌　　⓱PAE (post-antibiotic effect)　　⓲グラム陽性・陰性　　⓳下痢　　⓴光線過敏症

㉑アキレス腱断裂　　㉒変異　　㉓薬物排出ポンプ　　㉔標的酵素　　㉕肺炎球菌

㉖レスピラトリーキノロン　　㉗生物学的利用能（バイオアベイラビリティ）　　㉘腎排泄

2　各論

　抗菌薬の表記は多くの場合，略語で示されます．一般名の後の＿＿＿＿＿内に略語を記入しましょう．また，その抗菌薬の特徴を示した内容に関する記述について＿＿＿＿＿に該当する語句を記入しましょう．

▶▶▶ 第1世代（キノロン系抗菌薬）◀◀◀

一般名 ナリジクス酸　　**略語** ❶＿＿＿＿＿

　1964年にナリジクス酸が最初のキノロン系抗菌薬として発売されてから，この基本構造をもとにキノロン系抗菌薬の改良が重ねられた．構造にF（フッ素）をもたないものが第1世代に分類され，キノロン系抗菌薬もしくはオールドキノロンとよばれる．2018年3月で販売中止となり，現在は，第1世代は販売されていない．

▶▶▶ 第2世代（ニューキノロン系抗菌薬：主に尿路用）◀◀◀

一般名 ノルフロキサシン　　**略語** ❷＿＿＿＿＿

　第1世代と比較してグラム❸＿＿＿＿＿性菌への抗菌力が拡大し，❹＿＿＿＿＿にも抗菌力をもつようになった．また，グラム❺＿＿＿＿＿性菌への抗菌力も獲得したが，活性は乏しく，❻＿＿＿＿＿に対する抗菌力はない．全身への移行性は第1世代よりもよいが，これ以降の薬剤と比べると乏しく，高濃度で排泄されるため❼＿＿＿＿＿感染症用の薬剤と捉えることができる．しかし，❼＿＿＿＿＿感染症を含め，積極的に使用される場面は少ない．小児に禁忌が多いニューキノロン系抗菌薬のなかで小児への適応がある薬剤である．

❶NA　❷NFLX　❸陰　❹緑膿菌　❺陽　❻嫌気性菌　❼尿路

▷▷▷ 第2世代（ニューキノロン系抗菌薬：全身用）◁◁◁

一般名 オフロキサシン　　**略語** ❶＿＿＿＿＿＿＿

一般名 シプロフロキサシン　　**略語** ❷＿＿＿＿＿＿＿

一般名 プルリフロキサシン　　**略語** ❸＿＿＿＿＿＿＿

　全身用の第2世代キノロン系抗菌薬では，組織移行性が改善され，尿路以外の感染症にも使用できるようになった．抗菌活性については，❹＿＿＿＿＿を含むグラム❺＿＿＿＿＿性菌に抗菌力をもち，グラム❻＿＿＿＿＿性菌への活性は乏しく，❼＿＿＿＿＿＿＿に対する抗菌力がない点はノルフロキサシンと変わらないが，細胞内の濃度が非常に高くなるために❽＿＿＿＿＿＿＿＿＿，❾＿＿＿＿＿＿＿＿＿＿などの非定型菌に対しても有効である．

　オフロキサシンは第3世代の❿＿＿＿＿＿＿＿と非常に似た構造であるが，製剤中に光学異性体の活性体と非活性体が混合している（⓫＿＿＿＿＿＿＿である）ために，活性体のみの⓬＿＿＿＿＿＿＿と比べると抗菌活性は半分程度である．そのため，経口薬としての使用頻度は低く，眼軟膏，点耳薬など，外用剤での使用頻度が高い．

　シプロフロキサシンはグラム❺＿＿＿＿＿性菌に強力な抗菌活性を示し，❹＿＿＿＿＿への効果も高い．また，グラム❻＿＿＿＿＿性菌の⓭＿＿＿＿＿＿＿＿などにも抗菌活性を示すが，重症感染症に使用できるレベルではない．

　プルリフロキサシンは⓮＿＿＿＿＿＿＿＿＿型の化合物を用いた薬剤で，緑膿菌を含むグラム❺＿＿＿＿＿性菌に非常に強い抗菌活性を示し，近年問題になっているレボフロキサシン耐性の⓯＿＿＿＿＿にも有効との報告もある．また，菌体内への移行性が高く短時間に強い殺菌作用を示すことや，⓰＿＿＿＿＿性の性質をもつために⓱＿＿＿＿＿＿＿＿＿を通過しにくく，中枢性の副作用がきわめて少ないことも特徴である．

❶OFLX　　❷CPFX　　❸PUFX　　❹緑膿菌　　❺陰　　❻陽　　❼嫌気性菌

❽，❾クラミドフィラ/マイコプラズマ　　❿レボフロキサシン　　⓫ラセミ混合体

⓬レボフロキサシン　　⓭ブドウ球菌　　⓮プロドラッグ　　⓯大腸菌　　⓰親水

⓱血液脳関門

▶▶▶ 第3世代（ニューキノロン系抗菌薬）◀◀◀

一般名 レボフロキサシン　　**略語** ❶＿＿＿＿＿＿＿＿

一般名 トスフロキサシン　　**略語** ❷＿＿＿＿＿＿＿＿

　第3世代は，第2世代と比べてグラム❸＿＿＿＿＿性菌にも高い抗菌力をもつようになった．また，❹＿＿＿＿＿＿＿＿，❺＿＿＿＿＿＿＿＿，マイコプラズマなど，呼吸器感染菌への抗菌力が強く，肺組織への移行性も高いため，❻＿＿＿＿＿＿＿＿＿＿とよばれる．

　構造上の特性でみると，トスフロキサシンは❼＿＿＿＿＿の向上によって組織移行性が高まっている．また，副作用に関わる❽＿＿＿＿＿＿＿と❾＿＿＿＿＿＿＿＿＿が軽減されている．❿＿＿＿＿中への排泄濃度が高く，排泄の特徴に加えて抗菌スペクトルからも，⓫＿＿＿＿＿＿＿に有効である．

　レボフロキサシンは，現在最も頻用されているニューキノロン系抗菌薬である．分子全体のバランスを整えた構造で，高い⓬＿＿＿＿＿＿＿＿を示し，グラム❸＿＿＿＿性菌への活性の増強とともに，❽＿＿＿＿＿＿＿と❾＿＿＿＿＿＿＿＿＿が軽減されている．抗菌活性の面では，⓭＿＿＿＿＿を含むグラム陰性菌に対して有効で，ペニシリン耐性株を含む⓮＿＿＿＿＿＿感染にも有効である．⓯＿＿＿＿＿感染症，尿路感染症，急性中耳炎の三次治療のほか，多くの感染症で使用されるが，適正使用が強く求められる．

---

❶LVFX　　❷TFLX　　❸陽　　❹，❺肺炎球菌/インフルエンザ菌

❻レスピラトリーキノロン　　❼脂溶性　　❽，❾中枢毒性/薬物相互作用　　❿糞便

⓫腸管感染症　　⓬生物学的利用能（バイオアベイラビリティ）　　⓭緑膿菌

⓮肺炎球菌　　⓯呼吸器

▶▶▶ **第4世代** ◀◀◀

一般名 モキシフロキサシン 　　　略語 **❶**_____

一般名 シタフロキサシン 　　　略語 **❷**_____

一般名 ガレノキサシン 　　　略語 **❸**_____

一般名 ラスクフロキサシン 　　　略語 **❹**_____

　第3世代の抗菌スペクトルに加えて，バクテロイデス属などの**❺**_____への活性もあわせもつことが大きな特徴で，**❻**_____やブドウ球菌などのグラム陽性菌への抗菌活性も増している．ただし，実際の抗菌スペクトルと保険適応菌種は異なるため注意が必要である．現在，第4世代に分類されるのは，モキシフロキサシン，ガレノキサシン，シタフロキサシン，ラスクフロキサシンの4剤である．第4世代全般の特徴として，**❼**_____感染症に対する効果は非常に高いが，第3世代と比べて承認疾患が少なくなっている点に注意が必要である．

　モキシフロキサシンは，**❼**_____感染症の主要病原菌に対して高い抗菌活性を示す．ニューキノロンは，第3世代までのいずれの薬剤も組織別では**❽**_____感染症に対して有効であるが，モキシフロキサシンは**❽**_____への移行性が乏しく**❽**_____感染症の適応はない．

　ガレノキサシンは，**❻**_____をはじめとするグラム陽性菌とともに，クラミドフィラや**❾**_____に対する抗菌活性が増強されている．とくに，多剤耐性菌を含む**❻**_____に効果が高い．**❿**_____領域の感染症，呼吸器感染症の適応をもつが，**❽**_____への移行性が乏しいため**❽**_____感染症の適応はない．

　シタフロキサシンでは，薬剤耐性をもつ**⓫**_____や緑膿菌に対する抗菌活性が増強している．また，シタフロキサシンが抗菌活性を示すうえで標的とする酵素は，細菌の**⓬**_____，**⓭**_____の両方であるため，肺炎球菌や大腸菌などの**⓮**_____が進みにくい．また，**⓯**_____菌を含め抗菌活性は非常に強くなっているが，下痢などの消化器系の副作用の発現頻度が高く，他の薬剤が無効である場合に使用されることが多い．

　ラスクフロキサシンはDNA複製に必要な**⓬**_____，**⓭**_____両方のキノロン標的酵素を同程度に阻害する特徴をもっており，**⓰**_____が発生しにくいと考えられている．適応症は，咽頭・喉頭炎，扁桃炎（扁桃周囲炎，扁桃周囲膿瘍を含む），急性気管支炎，副鼻腔炎であり，使用される場面は限られている．また，代謝・排泄経路では**⓱**_____型の薬剤であり，**⓲**_____に関係なく1日1回75 mgの投与ができる点は使いやすさの面で優れる．ただし，現状でラスクフロキサシンを第一選択薬として使

用しなければならない場面はなく，貴重な医療資源として乱用を避けるべきである．

❶MFLX　❷STFX　❸GRNX　❹LSFX　❺嫌気性菌　❻肺炎球菌　❼呼吸器

❽尿路　❾マイコプラズマ　❿耳鼻科　⓫ペニシリン耐性肺炎球菌 (PRSP)

⓬，⓭DNAジャイレース/トポイソメラーゼⅣ　⓮耐性化　⓯嫌気性　⓰耐性菌

⓱胆汁排泄　⓲腎機能

3　確認問題

以下の記述の正誤を答えてください．誤っているものは，該当する部分を修正しましょう．

1 （　　）キノロン系抗菌薬のなかでニューキノロンとよばれるものは構造にFをもつ．

2 （　　）キノロン系抗菌薬は，細菌がもつDNAジャイレースやトポイソメラーゼⅣという DNA合成を調節する酵素のはたらきを阻害することで細菌を破壊する．

3 （　　）キノロン系抗菌薬の作用は殺菌的で，濃度依存性に作用を示す．

4 （　　）経口キノロン系抗菌薬は一般に第1世代から第4世代に分類されるが，狭域スペクトルの第1世代が臨床で最もよく使用され，その乱用が問題になっている．

5 （　　）キノロン系抗菌薬は，グラム陽性菌・陰性菌に対してPAE (post antibiotic effect) とよばれる効果をもつ．

6 （　　）細菌によるキノロン系抗菌薬に対する耐性獲得は，DNAジャイレースやトポイソメラーゼⅣの変異，内膜上に存在する薬物排出ポンプの亢進，グラム陰性菌における外膜ポーリンの欠損，標的酵素へのキノロンの結合を阻害するプラスミド性のタンパク質の出現で起こる．

7 （　　）キノロン系抗菌薬はAUC/MIC，C_{max}/MICに依存する抗菌薬である．

8 （　　）第4世代の経口キノロン薬全般の特徴として，尿路感染症に対する効果は非常に高いが，第3世代と比べて適応症として承認されている疾患が少なくなっている．

9 （　　）ラスクフロキサシンは腎機能に関係なく，1日1回75 mgを使用することができる．

10 （　　）シタフロキサシンは，DNAジャイレース，トポイソメラーゼⅣへの作用が強いため，肺炎球菌や大腸菌などの耐性化が起こりにくい．

11 （　　）βラクタマーゼの一種であるメタロβラクタマーゼを恒常的に発現する菌による成人肺炎の場合，第4世代の経口キノロン系抗菌薬であっても使用することができない．

12 （　　）キノロン系抗菌薬は非定型菌に対して抗菌力をもつ．

13 （　　）経口レボフロキサシンの生物学的利用能はレボフロキサシン点滴静注用の50％程度のため，注射剤から経口剤へのスイッチを行いやすい．

14 （　　）経口キノロン系抗菌薬は，鉄剤，およびアルミニウムまたはマグネシウム含有の制酸薬などとの併用に注意する必要がある．

こたえ

1：○

2：○

3：○

4：×（現在，第1世代は販売されていない）

5：○

6：○

7：○（なお目標値は，肺炎球菌ではAUC/MIC≧30，グラム陰性菌・ブドウ球菌感染・易感染患者ではAUC/MIC≧100〜105，C_{max}/MIC≧8〜10である）

8：×（第4世代は呼吸器感染症に対する効果が高く，尿路感染症には適応をもたないものが多い）

9：○

10：×（耐性化が起こりにくいのは，作用の強さではなく，DNAジャイレース，トポイソメラーゼⅣの両方を標的とするため）

11：×（キノロン系抗菌薬はβラクタマーゼの影響を受けない）

12：○

13：×（ほぼ100%）

14：○（非吸収性のキレートを形成し，キノロン系抗菌薬の吸収を阻害するため）

4 処方監査①

次の処方箋を確認し，変更および問い合わせが必要ないかを検討しましょう．

処 方

1) レボフロキサシン（クラビット®）錠 500 mg　1錠　（1回1錠）

　　　　　　　　　　　　　　　　　　　　1日1回（朝食後）　3日間

▷▷▷ 患者情報，身体所見 ◁◁◁

年齢　68歳，**性別**　女性

身長　159 cm，**体重**　50 kg

アレルギー歴　なし

診断名　膀胱炎

▷▷▷ 併用薬 ◁◁◁

・ロスバスタチン錠 2.5 mg　1回1錠　1日1回（朝食後）

・オルメサルタン錠 40 mg　1回1錠　1日1回（朝食後）

・クエン酸第一鉄Na錠 50 mg　1回1錠　1日1回（朝食後）

▷▷▷ 検査値 ◁◁◁

WBC　$108 \times 10^2/\mu$L，**RBC**　$368 \times 10^4/\mu$L，**Plt**　$15 \times 10^4/\mu$L，**好中球**　67 %，**Hb**　10 g/dL，**ALT**　25 U/L，**AST**　23 U/L，**Scr**　1.5 mg/dL，**eGFR**　27 mL/分/1.73 m^2

Answer

　レボフロキサシンは腎機能に基づいた調節が必要な薬剤であるため，減量について処方医に問い合わせが必要です．また，鉄剤との相互作用もあり，同時内服は避ける必要があるため，その旨もあわせて問い合わせをしましょう．

▶▶▶ **解説** ◀◀◀

　レボフロキサシンは腎機能にあわせた用法・用量が添付文書に記載されています．クレアチニンクリアランス（C_{Cr}）が$20 \leq C_{Cr} < 50$ならば，2日目以降は250 mgを1日1回，$C_{Cr} < 20$ならば，3日目以降250 mgを2日に1回となります．また，レボフロキサシンは，鉄剤やアルミニウム，マグネシウム製剤などとの同時内服によりキレートを形成し，吸収率が低下するため，併用する場合には服用時間を2時間以上ずらす必要があります．

▶▶▶ **ワンポイントアドバイス** ◀◀◀

　レボフロキサシンは，呼吸器感染症，尿路感染症，感染性腸炎など，さまざまな感染症に使用される抗菌薬です．レボフロキサシンの生物学的利用能は100％に近く，注射剤とほぼ同等な効果が期待できますが，本例のように吸収を妨げる薬剤を併用していると，期待した効果が得られなくなります．それを防ぐためにも必ずお薬手帳を確認し，相互作用をチェックしましょう．

　水酸化アルミニウム，硫酸鉄又は酸化マグネシウムを併用投与した場合，レボフロキサシンの生物学的利用能は単回投与に比較し，それぞれ56％，81％および78％に減少したと添付文書に記載があります．

▶▶▶ **MORE INFO.** ◀◀◀

　「抗菌薬Navi第3版」　p.90（キノロン系抗菌薬の腎機能による用量調節）

5 処方監査②

次の処方箋を確認し，変更および問い合わせが必要ないかを検討しましょう.

処方

1) モキシフロキサシン（アベロックス®）錠 400 mg　1錠　（1回1錠）

　　　　　　　　　　　　　　　　　　　　　1日1回（夕食後）　3日分

▷▷▷ 患者情報，身体所見 ◁◁◁

年齢　30歳，**性別**　女性

身長　158 cm，**体重**　47 kg

アレルギー歴　なし

診断名　尿路感染症

▷▷▷ 併用薬 ◁◁◁

なし

▷▷▷ 検査値 ◁◁◁

WBC　$103\times10^2/\mu$L，RBC　$358\times10^4/\mu$L，Plt　$20\times10^4/\mu$L，**好中球**　65 %，Hb　12.4 g/dL，
ALT　25 U/L，AST　18 U/L，Scr　0.6 mg/dL，eGFR　94 mL/分/$1.73\,\mathrm{m}^2$

Answer

　モキシフロキサシンは尿路感染症に適応はないため，問い合わせが必要です．なお，他のキノロン系抗菌薬へ変更される場合には，妊娠の確認が必要となりますので，問い合わせをする前に患者に確認しておきましょう．

▶▶▶ 解説 ◀◀◀

　キノロン系抗菌薬の多くは尿路感染症への適応をもちますが，第4世代に分類されるモキシフロキサシン，ガレノキサシンは尿路感染症に適応がないため，注意が必要です．また妊娠の有無の確認は必須となり，妊婦中または妊娠している可能性がある場合は，キノロン系抗菌薬は禁忌に該当します．妊娠している可能性が否定できれば他のキノロン系抗菌薬へ，できなければセフェム系抗菌薬への変更が推奨されています．

▶▶▶ ワンポイントアドバイス ◀◀◀

　モキシフロキサシンには併用禁忌薬があります．相加的なQT延長がみられるおそれがあるため，ⅠA群の抗不整脈薬であるキニジン，プロカインアミドなどのほか，Ⅲ群抗不整脈薬であるアミオダロン，ソタロールなどは併用禁忌となります．したがって，モキシフロキサシンが処方された際は併用薬の確認が必須となります．

▶▶▶ MORE INFO. ◀◀◀

　「抗菌薬Navi第3版」　p.96（第4世代キノロン系抗菌薬の使いかた）

文献

1）日本感染症学会・日本化学療法学会 JAID/JSC感染症治療ガイド・ガイドライン作成委員会：JAID/JSC感染症治療ガイド2019, p.204, ライフサイエンス出版, 2019.

5. マクロライド系抗菌薬

1 総論

　以下はマクロライド系抗菌薬全体の特徴を示した記述です. _____ に該当する語句を記入しましょう.

1. マクロライド系抗菌薬は，マクロライド環とよばれる1つまたはそれ以上の個数のデオキシ糖が結合した大分子量の ❶_____ 環で構成され，14員環，15員環，16員環の薬剤がある.

2. マクロライド系抗菌薬は，細菌のリボソーム ❷_____ 上でペプチド鎖が伸長する際に行われるペプチド転移酵素反応を阻害することで ❸_____ を阻害する.

3. 作用は ❹____ 的であるが，対象とする微生物によっては ❺____ 的に作用する. 効果は ❻____ 依存性で，相関するPK/PDパラメーターは ❼_____ もしくは ❽_____ である.

4. グラム陽性菌では，❾_____ ，❿_____ などに抗菌活性を示す. グラム陰性菌に対しては大部分に抗菌活性を示さないが，⓫_____ ，⓬_____ ，カンピロバクター属などには抗菌活性を示す. また，マクロライド系抗菌薬の特徴として，クラミドフィラやマイコプラズマなどの ⓭____ に優れた抗菌活性を示す.

5. 細菌に対して一定時間抗菌薬を作用させたのちに抗菌薬を除いても再増殖が抑制される効果を ⓮____ とよび，マクロライド系抗菌薬は ⓯_____ に対して，その効果をもつ.

6. マクロライド系抗菌薬は比較的安全性が高く，副作用としてみられるものは，悪心，嘔吐，下痢などが主であるが，まれに ⓰_____ が起こることがあり，注意が必要である.

7. マクロライド系抗菌薬に対して細菌が耐性を獲得する機序は，抗菌薬の ⓱____ の変化，⓲_____ の過剰発現によるものなどがある.

8. マクロライド系抗菌薬は，14員環，15員環，16員環に分けられるが，⓳____ に対する安定性や，⓴_____ ，抗菌活性などが改善された特徴をもつものは

㉑＿＿＿＿＿＿＿＿＿＿とよばれる.

9 薬物代謝酵素の㉒＿＿＿＿＿＿＿で代謝される㉓＿＿＿＿＿＿＿，バルプロ酸ナトリウムなどの薬剤を使用している場合，マクロライド系抗菌薬の使用には注意が必要である.

10 細菌が1種類のマクロライド系抗菌薬に対する耐性を獲得すると，他のマクロライド系抗菌薬にも耐性となることが多い．これを㉔＿＿＿＿＿＿＿という.

こたえ

❶ラクトン　　❷50Sサブユニット　　❸タンパク質合成　　❹静菌　　❺殺菌　　❻時間

❼, ❽%T＞MIC　AUC/MIC　　❾, ❿ブドウ球菌/肺炎球菌　　⓫, ⓬インフルエンザ菌/百日咳菌

⓭非定型菌　　⓮PAE (post-antibiotic effect)　　⓯グラム陽性菌・陰性菌　　⓰QT延長

⓱作用点　　⓲薬剤排出輸送タンパク質　　⓳胃酸　　⓴組織移行性　　㉑ニューマクロライド

㉒CYP3A4　　㉓テオフィリン　　㉔交差耐性

2 各論

　抗菌薬の表記は多くの場合，略語で示されます．一般名の後の＿＿＿＿＿内に略語を記入しましょう．また，その抗菌薬の特徴を示した内容に関する記述について＿＿＿＿＿に該当する語句を記入しましょう．

▶▶▶ 14員環 ◀◀◀

一般名 エリスロマイシン　　**略語** ❶＿＿＿＿＿

　エリスロマイシンは❷＿＿＿＿＿による影響を受けやすいため，食前❸＿＿＿＿＿分前から食後❹＿＿＿＿＿時間程度は服用を避けた方がよい．また，エリスロマイシンは経口投与すると胃で分解され，消化管の❺＿＿＿＿＿を亢進して下痢や上腹部不快感などの原因となる❻＿＿＿＿＿という物質を産生するため，投与には注意が必要である．

　抗菌スペクトルについては，グラム陽性菌のなかでは❼＿＿＿＿＿を除く肺炎球菌，❽＿＿＿＿＿を除くブドウ球菌，グラム陰性菌のなかでは❾＿＿＿＿＿，❿＿＿＿＿属など，一部の細菌にのみ抗菌活性を示す．さらに，マイコプラズマ属，⓫＿＿＿＿＿属，⓬＿＿＿＿＿属などの⓭＿＿＿＿＿に対して非常に効果が高く，マイコプラズマ属にはレボフロキサシンの⓮＿＿＿＿＿倍もの抗菌活性を示す．

　市中肺炎の主要な原因菌として知られる，⓯＿＿＿＿＿や，⓰＿＿＿＿＿属，⓫＿＿＿＿＿属など，βラクタム系抗菌薬が無効な細菌に対して有効性をもつため，⓱＿＿＿＿＿が重要な適応となる．しかし，エリスロマイシンは市中肺炎の重要な原因菌の一つである⓲＿＿＿＿＿への抗菌活性をもたないことを考慮して⓳＿＿＿＿＿，⓴＿＿＿＿＿などのニューマクロライド系抗菌薬が主に使われている．エリスロマイシンの生物学的利用能（バイオアベイラビリティ）は約㉑＿＿＿＿＿％で，マクロライド系抗菌薬のなかでは高い値である．

---

❶EM　❷胃酸　❸30　❹2　❺蠕動運動　❻ヘミケタル
❼ペニシリン耐性肺炎球菌（PRSP）　❽メチシリン耐性黄色ブドウ球菌（MRSA）
❾百日咳菌　❿カンピロバクター　⓫クラミドフィラ　⓬レジオネラ
⓭細胞内寄生性菌　⓮30　⓯肺炎球菌　⓰マイコプラズマ　⓱呼吸器感染症
⓲インフルエンザ菌　⓳, ⓴クラリスロマイシン/アジスロマイシン　㉑50

▶▶▶ 14員環　ニューマクロライド ◀◀◀

一般名 クラリスロマイシン　　　**略語** ❶

一般名 ロキシスロマイシン　　　**略語** ❷

　エリスロマイシンの欠点であった ❸＿＿＿＿＿ に対する不安定性を改善し，組織移行性の向上および抗菌活性が増強されたのが14員環ニューマクロライドのクラリスロマイシンやロキシスロマイシンである．❸＿＿＿＿＿ に対する安定性が向上したことに伴い，服用タイミングとして ❹＿＿＿＿＿ の服用が可能になった．副作用はエリスロマイシンに比べると格段に改善されており，下痢や ❺＿＿＿＿＿ などの頻度も低下している．また，組織移行性が向上し，例えば，クラリスロマイシンであれば中耳内液中の濃度が血中濃度の ❻＿＿＿＿＿ 倍以上に，肺内濃度は ❼＿＿＿＿＿ 倍と高くなる．しかし，ニューマクロライド系抗菌薬も ❽＿＿＿＿＿ へは移行しない．

　抗菌スペクトルの面では，エリスロマイシンがもつスペクトルに加えて，グラム陰性菌の ❾＿＿＿＿＿ やモラクセラ・カタラーリスに対して抗菌活性を示す．しかし，実際にこれらの感染を強く疑った場合には，15員環のアジスロマイシンの方が確実な効果が期待できる．❿＿＿＿＿ やブドウ球菌などに対しては ⓫＿＿＿＿＿ よりも数倍高い抗菌活性をもち，⓬＿＿＿＿＿ 属，⓭＿＿＿＿＿ 属，レジオネラ属などの ⓮＿＿＿＿＿ 菌にも ⓫＿＿＿＿＿ よりも高い抗菌活性を示す．加えて，非結核性抗酸菌にも抗菌活性を示し，とくに ⓯＿＿＿＿＿ に対しては，マクロライド系抗菌薬のなかでも ⓰＿＿＿＿＿ が高い活性をもつことが知られている．なお，⓯＿＿＿＿＿ 以外の非結核性抗酸菌に対しても有効である．

　臨床では，腸管感染症の治療に ⓱＿＿＿＿＿ 系抗菌薬がしばしば使用されるが，鶏卵からの感染が多い ⓲＿＿＿＿＿ に対してはクラリスロマイシンも高い効果を示す．また，クラリスロマイシンはグラム陰性菌の ⓳＿＿＿＿＿ に抗菌活性を示すため，アモキシシリン，プロトンポンプ阻害薬 (PPI) との併用で ⓳＿＿＿＿＿ の除菌に用いられる．14員環ニューマクロライドの生物学的利用能 (バイオアベイラビリティ) は約 ⓴＿＿＿＿＿ ％で，マクロライド系抗菌薬のなかでは高い値である．そのほか，エリスロマイシンと同様に，薬物代謝酵素である ㉑＿＿＿＿＿ に関する薬物相互作用が多い薬剤であり，併用薬には注意が必要である．

❶CAM　❷RXM　❸胃酸　❹食後　❺上腹部不快感　❻10　❼6〜8　❽髄液

❾インフルエンザ菌　❿肺炎球菌　⓫エリスロマイシン

⓬，⓭マイコプラズマ/クラミドフィラ　⓮細胞内寄生性

⓯MAC (*Mycobacterium avium* complex)　⓰クラリスロマイシン　⓱キノロン

⓲カンピロバクター　⓳*Helicobacter pylori* (*H. pylori*)　⓴50　㉑CYP3A4

▶▶▶ 15員環　ニューマクロライド ◀◀◀

一般名 アジスロマイシン　　**略語** ❶_____

　15員環マクロライド系抗菌薬は，現在のところアジスロマイシンのみである．アジスロマイシン錠は，1日1回500 mgの服用を❷_____日間継続すると，効果が❸_____日間継続する特徴をもつ．これは，15員環の大環状ラクトン環に❹_____が入っているというアジスロマイシンの構造に由来する．この構造特性によって，組織・細胞内では血中濃度の❺_____倍という高い濃度が得られ，半減期が❻_____時間（500 mg投与時）ときわめて長くなった．抗菌スペクトルは❼_____とほぼ同じである．抗菌活性の面では，グラム❽_____性菌に対しては同程度だが，グラム❾_____性菌に対してはアジスロマイシンの方が高い抗菌活性を示す．

　❿_____属，⓫_____属，レジオネラ属など，βラクタム系薬が無効な⓬_____にも有効で，とくに⓭_____属に対してはマクロライド系抗菌薬のなかで最も高い抗菌活性を示し，⓭_____感染症にはレボフロキサシンと並んで第一選択薬として使用される．また，⓮_____にも有効である．

　臨床では，肺炎球菌，⓯_____，細胞内寄生性菌などを主な原因菌とする呼吸器感染症である⓰_____のほか，⓱_____やインフルエンザ菌による⓲_____，⓳_____などの耳鼻科疾患，および歯科疾患などには1日1回500 mg，3日間投与で使用されるが，性感染症（欧文略語：⓴_____）としての㉑_____属による尿道炎，㉒_____に対しては1,000 mgの1回投与のみという投与法が行われている．このほかに，㉓_____mg錠は後天性免疫不全症候群に伴う播種性㉔_____症の発症抑制および治療のみに適応をもっており，成人では，発症抑制の場合はアジスロマイシンとして㉕_____mgを週1回経口投与する．治療の場合はアジスロマイシンとして㉖_____mgを1日1回経口投与する．

---

❶AZM　❷3　❸7　❹N（窒素）　❺10～100　❻68.1　❼クラリスロマイシン

❽陽　❾陰　❿, ⓫マイコプラズマ/クラミドフィラ　⓬細胞内寄生性菌

⓭レジオネラ　⓮非結核性抗酸菌　⓯インフルエンザ菌　⓰市中肺炎　⓱肺炎球菌

⓲, ⓳中耳炎/副鼻腔炎　⓴STI　㉑クラミジア　㉒子宮頸管炎　㉓600　㉔MAC

㉕1,200　㉖600

▶▶▶ 16員環　マクロライド ◀◀◀

一般名 ジョサマイシン　　**略語** ❶_____

　ジョサマイシンは❷_____に対する安定性が低く，組織移行性はよいとはいえない．また，ジョサマイシン以降に発売された16員環マクロライドも，14員環，15員環マクロライドに比べて優位性があるとはいえず，16員環マクロライドが使用される場面は少ない．しかし，❸_____を誘導しないという点では有効性は高いとも考えられている．

❶JM　❷胃酸　❸マクロライド耐性

3 確認問題

以下の記述の正誤を答えてください. 誤っているものは, 該当する部分を修正しましょう.

1 (＿＿) マクロライド系抗菌薬には, 14員環, 15員環, 16員環構造の薬剤がある.

2 (＿＿) マクロライド系抗菌薬は, 細菌のリボソーム50Sサブユニット上でペプチド鎖が伸長する際に起こるペプチド転移酵素反応を阻害することで, 細菌のタンパク質合成を阻害する.

3 (＿＿) マクロライド系抗菌薬の作用は, 静菌的な作用のみである.

4 (＿＿) マクロライド系抗菌薬はグラム陽性菌・陰性菌に対してPAE (post antibiotic effect) とよばれる効果をもつ.

5 (＿＿) マクロライド系抗菌薬に対する耐性を獲得した細菌であれば, DNAジャイレースに変異がみられる.

6 (＿＿) マクロライド系抗菌薬の効果に関連するPK/PDパラメーターは, 薬剤ごとに％T>MICもしくはAUC/MICであり, エリスロマイシンであれば％T>MICが50〜60％, アジスロマイシンであれば免疫正常時はAUC/MIC≧25〜30, 免疫低下時はAUC/MIC≧100〜125が有効性の指標になる.

7 (＿＿) マクロライド系抗菌薬は, クラミドフィラ属, マイコプラズマ属などの非定型菌に対して高い効果をもつ.

8 (＿＿) マクロライド系抗菌薬の主な副作用は消化器症状や肝機能障害であり, 安全性の高い薬剤である. しかし頻度は低いもののQT延長も生じうるため注意が必要である.

9 (＿＿) マクロライド系抗菌薬を薬物代謝酵素のCYP3A4で代謝される薬剤と併用する際には注意が必要である.

10 (＿＿) クラリスロマイシンは胃酸に対する安定性に乏しいため, 食前もしくは食間に服用しなければ効果が減弱する.

11 (＿＿) ニューマクロライドに分類される薬剤は組織移行性が高くなったため, 髄液移行性も向上し, 他剤との併用で髄膜炎に対して投与することがある.

12 (＿＿) クラリスロマイシンはグラム陰性菌の*Helicobacter pylori*に抗菌活性を示すため, アモキシシリン, プロトンポンプ阻害薬 (PPI) との併用で*H. pylori*の除菌療法に使用される.

⑬（　　　）アジスロマイシンはレジオネラ感染症にはレボフロキサシンと並んで第一選択薬として使用されるほか，性感染症では，淋菌による尿道炎，子宮頸管炎などに使用される．

こたえ

1：○

2：○

3：×（対象微生物によっては殺菌的に作用する）

4：○

5：×（耐性獲得の機序には他にも，抗菌薬の作用点の変化，薬剤排出輸送タンパク質の過剰発現などがある）

6：○

7：○

8：○

9：○

10：×（クラリスロマイシンは胃酸に対する安定性が増し，食後投与が可能になった）

11：×（髄液への移行性はない）

12：○

13：×（淋菌ではなくクラミジア属による尿道炎，子宮頸管炎に使用される）

4　処方監査

次の処方箋を確認し，変更および問い合わせが必要ないかを検討しましょう．

処　方

1) クラリスロマイシン（クラリシッド®）錠 200 mg　2錠　（1回1錠）

1日2回（朝夕食後）　5日分

▷▷▷ 患者情報，身体所見 ◁◁◁

年齢　35歳，**性別**　男性

身長　176 cm，**体重**　60 kg

アレルギー歴　なし

診断名　マイコプラズマ肺炎

▷▷▷ 併用薬 ◁◁◁

・スボレキサント錠 20 mg　1回1錠　1日1回（寝る前）

・イルベサルタン錠 100 mg　1回1錠　1日1回（朝食後）

▷▷▷ 検査値 ◁◁◁

WBC　$80 \times 10^2/\mu L$，**RBC**　$423 \times 10^4/\mu L$，**Plt**　$19 \times 10^4/\mu L$，**好中球**　68 %，**Hb**　14 g/dL，
ALT　35 U/L，**AST**　38 U/L，**Scr**　0.8 mg/dL，**eGFR**　89 mL/分/1.73 m^2

Ａnswer

クラリスロマイシンとスボレキサントの併用は禁忌に該当するため，処方医に問い合わせが必要です．

▷▷▷ **解説** ◁◁◁

クラリスロマイシン，エリスロマイシンは，肝代謝酵素シトクロムP450のうちCYP3Aの阻害作用を有し，またCYP3Aによって代謝されることから，多くの薬物相互作用に注意する必要があります．クラリスロマイシンとスボレキサントの併用時には，スボレキサントの血中濃度が顕著に上昇し，その作用が著しく増強するおそれがあるため，併用は禁忌となっています．

▷▷▷ **ワンポイントアドバイス** ◁◁◁

マイコプラズマ肺炎の第一選択薬はマクロライド系抗菌薬やテトラサイクリン系抗菌薬です．本症例では相互作用が問題であり，同じマクロライド系薬であるアジスロマイシンへの変更は可能です．アジスロマイシンは1回2g単回経口投与で1週間効果が持続する徐放性製剤が存在するため，服薬アドヒアランスの面からも優れていると考えられます．しかし，マイコプラズマ肺炎では，マクロライド耐性の*Mycoplasma pneumoniae*の出現が問題となりつつあるため，その点には注意しなければなりません．

▷▷▷ **MORE INFO.** ◁◁◁

「抗菌薬Navi第3版」 p.116〜119（14員環ニューマクロライド系抗菌薬の使いかた）

文献

1）日本感染症学会・日本化学療法学会 JAID/JSC感染症治療ガイド・ガイドライン作成委員会：JAID/JSC感染症治療ガイド2019, p.93, ライフサイエンス出版, 2019.

6. テトラサイクリン系抗菌薬

1 総論

　以下はテトラサイクリン系抗菌薬全体の特徴を示した記述です．_____ に該当する語句を記入しましょう．

① テトラサイクリン系抗菌薬は，構造中に6員環を❶_____ つもつ．❷_____ の違いが薬剤ごとの特徴になり，第1世代，第2世代に分けられる．

② 細菌のリボソーム❸_____ に結合することで，❹_____ を阻害して抗菌作用を示す．

③ 作用は❺_____ 的で，薬効と相関するPK/PDパラメーターは❻_____ である．PK/PDパラメーターは，免疫正常時には❼_____ を指評とし，免疫低下時には❽_____ を指標とする．

④ グラム陽性菌では，❾_____ ，❿_____ などに抗菌活性を示し，グラム陰性菌では，⓫_____ ，⓬_____ ，モラクセラ・カタラーリス，インフルエンザ菌などに抗菌活性を示す．また，気道感染症などの原因として知られるマイコプラズマや⓭_____ などの⓮_____ に優れた抗菌活性を示すだけでなく，大きな特徴として，ライム病，⓯_____ 病といった⓰_____ 感染症や，寄生性の病原微生物である⓱_____ に対する治療にも重要である．

⑤ 細菌に対して一定時間抗菌薬を作用させたのちに抗菌薬を除いても再増殖が抑制される効果を⓲_____ とよび，マクロライド系抗菌薬は⓳_____ に対して，その効果をもつ．

⑥ テトラサイクリン系抗菌薬の代表的な副作用に，胎児で生じる⓴_____ ，小児で生じる歯の㉑_____ や㉒_____ があるため，妊婦や授乳婦，㉓_____ 歳以下の小児には使用できない．副作用にはこのほか，光線過敏，めまい，肝障害，消化器症状などがある．

⑦ 細菌がテトラサイクリン系抗菌薬に対して耐性を獲得する機序として，第1世代では，㉔_____ のはたらきで細菌内から抗菌薬が放出されることがあげられる．第2世代以降では，細菌の㉕_____ に結合した薬剤を結合部位から遊離さ

せることで耐性化が生じる.

[8] テトラサイクリン系抗菌薬のうち，半減期の短い㉖_____は第1世代，半減期が長くなった㉗_____，㉘_____は第2世代に分類される.

[9] 経口剤のテトラサイクリン系抗菌薬の生物学的利用能は㉙_____％程度である.

[10] 金属原子である，カルシウム，㉚_____，㉛_____などを含む薬剤と同時にテトラサイクリン系抗菌薬を服用すると㉜_____をつくり，吸収されなくなる．したがって，これらを含む薬剤との併用時や，㉝_____などの食品を摂取する場合は，服用のタイミングを㉞_____時間程度ずらす必要がある.

こたえ

❶4　　❷側鎖　　❸30Sサブユニット　　❹タンパク質合成　　❺静菌　　❻AUC/MIC

❼AUC/MIC≧25〜30　　❽AUC/MIC≧100〜125　　❾，❿ブドウ球菌/肺炎球菌

⓫，⓬髄膜炎菌/大腸菌　　⓭クラミドフィラ　　⓮非定型菌　　⓯ブルセラ　　⓰人獣共通

⓱原虫　　⓲PAE (post-antibiotic effect)　　⓳グラム陽性菌・グラム陰性菌　　⓴骨形成不全

㉑，㉒色調変化/エナメル質形成不全　　㉓8　　㉔薬剤排出ポンプ　　㉕リボソーム

㉖テトラサイクリン　　㉗，㉘ミノサイクリン/ドキシサイクリン　　㉙90〜95

㉚，㉛マグネシウム/鉄　　㉜キレート　　㉝牛乳　　㉞1〜2

2　各論

　抗菌薬の表記は多くの場合，略語で示されます．一般名の後の_____内に略語を記入しましょう．また，その抗菌薬の特徴を示した内容に関する記述について_____に該当する語句を記入しましょう．

▶▶▶ 第1世代 ◀◀◀

一般名 テトラサイクリン　　**略語** ❶_____

　テトラサイクリンは1953年に発見され，70年近く経過した現在でも市販されている．❷_____性が高いため組織移行性に優れている．ブドウ球菌，肺炎球菌などのグラム陽性菌，インフルエンザ菌，髄膜炎菌，大腸菌などのグラム陰性菌，❸_____，リケッチアなどの❹_____菌，嫌気性菌のガス壊疽菌群への抗菌活性のみならず，さらには❺_____，❻_____までカバーする広い抗菌スペクトルをもつ優れた薬剤である．

　抗菌スペクトルは，これ以降に発売されたいわゆる「第2世代」の薬剤と比べて大きな差はない．しかし，❼_____が短いため1日❽_____回服用が必要という特徴をもつことや，❾_____のはたらきで細菌内から抗菌薬が放出されるという第1世代のみでみられる耐性発現機序により，耐性菌が増加している．したがって，現在では第1世代の薬剤が使用されることはほとんどなく，存在意義はきわめて希薄である．

　副作用としては消化器症状のほか，❿_____の頻度がテトラサイクリン系抗菌薬のなかで最も高いため，注意が必要である．

❶TC　❷脂溶　❸クラミドフィラ　❹細胞内寄生性　❺,❻スピロヘータ/原虫　❼半減期　❽4　❾薬剤排出ポンプ　❿光線過敏症

▶▶▶ 第2世代 ◀◀◀

一般名 ドキシサイクリン　　**略語** ❶＿＿＿＿＿＿＿＿
一般名 ミノサイクリン　　**略語** ❷＿＿＿＿＿＿＿＿

　ドキシサイクリンは1962年に開発され，発売から60年近く経過した薬剤であるが，テトラサイクリン系抗菌薬のなかでミノサイクリンと双璧をなす主力の薬剤である．第1世代であるテトラサイクリンの欠点であった❸＿＿＿＿＿＿の短さが改善された．抗菌スペクトルの広さは第1世代と大きな差はないが，テトラサイクリン耐性の❹＿＿＿＿＿＿＿＿＿や❺＿＿＿＿＿＿＿＿＿にも抗菌活性を示す．

　ドキシサイクリンに対する耐性は，細菌の❻＿＿＿＿＿＿＿＿＿に結合して作用するはずの薬剤が結合部位から遊離するようになることで発現する．そのほか，化学的な性質としては，❼＿＿＿＿＿性の高さはテトラサイクリンの❽＿＿＿＿＿＿倍以上で，組織移行性がよく，❾＿＿＿＿＿＿＿，❿＿＿＿＿＿＿＿，前立腺にも優れた移行性を示す．

　また，副作用は，消化器症状は多いが，⓫＿＿＿＿＿＿＿＿はみられず，めまい，嘔気の原因となる⓬＿＿＿＿＿＿がミノサイクリンに比べて少ないことが知られている．臨床では，第一選択薬として使用されることは少ないが，⓭＿＿＿＿＿＿＿＿の治療に対しては第一選択薬として使用される．

　ミノサイクリンは1967年に開発され，発売から50年近く経過しているが，日本で発売されているテトラサイクリン系抗菌薬のなかでは，今なお最も新しい薬剤である．また，ミノサイクリンでもドキシサイクリンと同様，第1世代のテトラサイクリンの欠点であった❸＿＿＿＿＿＿の短さが改善された．抗菌スペクトルは同じ第2世代のドキシサイクリンと大きな差はないが，⓮＿＿＿＿＿＿＿に対する抗菌活性はドキシサイクリンよりも高い．また，保険適用はないが，嫌気性菌の⓯＿＿＿＿＿＿や，⓰＿＿＿＿＿＿属に有効である．

　耐性菌の発現機序はドキシサイクリンと同じで，細菌の❻＿＿＿＿＿＿＿＿＿に結合して作用するはずの薬剤が結合部位から遊離するようになり耐性が現れる．なお，テトラサイクリンに耐性を獲得した細菌は，他の細菌に対して⓱＿＿＿＿＿＿＿＿を伝播するため，耐性菌が広がりやすい．また，化学的な性質として，❼＿＿＿＿＿性の高さはドキシサイクリンの⓲＿＿＿＿＿倍以上で，組織移行性はさらによくなっている．ミノサイクリンは腎で約⓳＿＿＿＿＿％，肝で約⓴＿＿＿＿＿％が代謝・排泄されるため，腎機能がある程度低下している場合でも投与量の調節は必要ないと考えられている．ミノサイクリンはドキシサイクリンよりも㉑＿＿＿＿＿の影響を受けにくく，吸収率は㉒＿＿＿＿＿＿％程度と非常に高い．

　副作用の面では，前述のとおり，ミノサイクリンはテトラサイクリン系抗菌薬のなかで最

も**❼**＿＿＿＿＿性が高く，組織移行性がよいために，**㉓**＿＿＿＿＿濃度が高くなりやすい．よって，ドキシサイクリンに比べて，めまい，嘔気の原因となる**⓬**＿＿＿＿＿が起こりやすくなっている．臨床では，毛包炎，軽症の**㉔**＿＿＿＿＿＿＿，潰瘍・創面の軽症市中感染などの**㉕**＿＿＿＿＿＿への第一選択薬として使用される．

❶DOXY　　❷MINO　　❸半減期　　❹, ❺ブドウ球菌/肺炎球菌　　❻リボソーム

❼脂溶　　❽5　　❾, ⓾髄液/胆汁　　⓫光線過敏症　　⓬前庭障害　　⓭性器クラミドフィラ

⓮ブドウ球菌　　⓯*Bacteroides fragilis*　　⓰カンピロバクター　　⓱耐性遺伝子　　⓲5

⓳15　　⓴85　　㉑食事　　㉒95　　㉓中耳内　　㉔蜂窩織炎　　㉕皮膚軟部組織感染症

3 確認問題

以下の記述の正誤を答えてください．誤っているものは，該当する部分を修正しましょう．

1 (＿＿) テトラサイクリン系抗菌薬は，共通して構造内に4つの6員環をもつ．側鎖の違いが薬剤ごとの特徴になり，第1世代，第2世代に分けられる．

2 (＿＿) テトラサイクリン系抗菌薬は，細菌のリボソーム50Sサブユニットに結合することでタンパク合成を阻害して抗菌作用を示す．

3 (＿＿) テトラサイクリン系抗菌薬の作用は殺菌的である．

4 (＿＿) テトラサイクリン系抗菌薬はグラム陽性菌・陰性菌に対してPAE (post antibiotic effect) とよばれる効果をもつ．

5 (＿＿) テトラサイクリン系抗菌薬に対する耐性菌の発現機序は，すべての薬剤に共通で，細菌のリボソームに結合した薬剤が結合部位から遊離させられることで生じる．

6 (＿＿) テトラサイクリン系抗菌薬の効果は，PK/PDパラメーターのうちAUC/MICが指標となる．目標値は，免疫正常時がAUC/MIC≧25〜30，免疫低下時はAUC/MIC≧100〜125が指標となる．

7 (＿＿) 経口テトラサイクリン系抗菌薬の第1世代に分類されるテトラサイクリンは，長く臨床で使用されていることからわかるように耐性菌が少なく，また，半減期が長く外来での投与をしやすいが，より新しく開発された第2世代が使用されるようになってからは使用頻度が少なくなっている．

8 (＿＿) テトラサイクリン系抗菌薬は，クラミドフィラやマイコプラズマなどの細胞内寄生性菌やスピロヘータ，原虫などに優れた効果を示すが，人獣共通感染症には使用できない．

9 (＿＿) テトラサイクリン系抗菌薬の副作用として代表的なものに，胎児の骨形成不全，小児では歯の色調変化やエナメル質形成不全があるため，妊婦や授乳婦，8歳以下の小児には使用できない．

10 (＿＿) カルシウム，マグネシウム，鉄などを含む薬剤と同時に服用するとキレートをつくり吸収されないため，これらの薬剤と併用する場合は服用を1〜2時間程度ずらす必要がある．

11 (＿＿) 経口ミノサイクリンは生物学的利用能が高く，注射用ミノサイクリンからのスイッチが容易である．

12 （　　　）ドキシサイクリンはテトラサイクリン系抗菌薬のなかで最も脂溶性が高く，組織移行性がよいため，中耳内濃度が高くなりやすく，同じ第2世代のミノサイクリンに比べて，めまい，嘔気などの原因となる前庭障害が起こりやすい.

13 （　　　）副作用としての光線過敏症の発症率は，第1世代のテトラサイクリンに比べて第2世代では少なくなっている.

こたえ

1：○

2：× （リボソーム30Sサブユニットに結合する）

3：× （静菌的）

4：○

5：× （第1世代では排出ポンプのはたらきによる耐性化がみられる）

6：○

7：× （使用機会がきわめて少ないのは，薬剤排出ポンプによる耐性菌の増加や，1日4回投与が必要という半減期の短さなどによる）

8：× （ライム病，ブルセラ病などの人獣共通感染症に使用される）

9：○

10：○

11：○

12：× （ミノサイクリンの方が前庭障害を起こしやすい）

13：○

4 処方監査

次の処方箋を確認し，変更および問い合わせが必要ないかを検討しましょう．

処 方

1) ミノサイクリン（ミノマイシン®）顆粒2%　160 mg　（1回80 mg）

　　　　　　　　　　　　　　　　　　　　1日2回（朝夕食後）　7日間

▶▶▶ 患者情報，身体所見 ◀◀◀

年齢　7歳，**性別**　女性

身長　120 cm，**体重**　20 kg

アレルギー歴　なし

診断名　マイコプラズマ肺炎

▶▶▶ 併用薬 ◀◀◀

なし

▶▶▶ 検査値 ◀◀◀

WBC　$95 \times 10^2/\mu L$，**RBC**　$480 \times 10^4/\mu L$，**Plt**　$35 \times 10^4/\mu L$，**好中球**　70 %，**Hb**　13 g/dL，
ALT　36 U/L，**AST**　12 U/L，**Scr**　0.50 mg/dL，**eGFR**　82 mL/分/1.73 m^2

Ａnswer

　ミノサイクリンは8歳未満の小児に対しては原則使用できないため，処方医に問い合わせが必要です．

▷▷▷ 解説 ◁◁◁

　ミノサイクリンを歯牙形成期にある8歳未満の小児に投与した場合，歯牙の着色・エナメル質形成不全，また，一過性の骨発育不全を起こすことがあります．該当する年齢の小児に対しては，他の薬剤が使用できない場合か，無効であった場合にのみ使用を考慮することとされています．

　マイコプラズマ肺炎に対しミノサイクリンが処方されている場合は，マクロライド耐性の*Mycoplasma pneumoniae*に対する使用が考えられ，その場合はトスフロキサシンが薬剤変更の選択肢となります．

▷▷▷ ワンポイントアドバイス ◁◁◁

　8歳未満の小児と同様に，ミノサイクリンは妊婦にも使用できない旨を押さえておく必要があります．また，ミノサイクリンは，カルシウム，マグネシウム，鉄などと同時に服用すると，キレートを形成し吸収が低下するおそれがあります．併用薬の確認はもちろんですが，患者には，牛乳でも吸収阻害が起こることを説明しておかなければなりません．

▷▷▷ MORE INFO. ◁◁◁

　「抗菌薬Navi第3版」　p.140（テトラサイクリン系抗菌薬投与の注意点）

文献

1）日本感染症学会・日本化学療法学会 JAID/JSC感染症治療ガイド・ガイドライン作成委員会：JAID/JSC感染症治療ガイド2019, p. 140-141, ライフサイエンス出版, 2019.

7. 抗MRSA薬

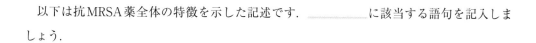

1　総論

　以下は抗MRSA薬全体の特徴を示した記述です. ＿＿＿＿＿＿ に該当する語句を記入しましょう.

1. 抗MRSA薬として使用されるバンコマイシンは❶＿＿＿＿＿＿＿＿＿ 系抗菌薬に分類され, 抗MRSA薬として認識されているが, ❷＿＿＿＿＿ はMRSA治療には使われない.

2. バンコマイシンは主に細菌の❸＿＿＿＿＿ 合成を阻害して抗菌作用を示す.

3. バンコマイシンはグラム❹＿＿＿＿＿ 性菌, 一部の❺＿＿＿＿＿ 菌に抗菌活性を示し, グラム❻＿＿＿＿ 性菌には無効である.

4. 抗MRSA薬として使用されるリネゾリドやテジゾリドは, ❼＿＿＿＿＿＿＿＿ 系抗菌薬に分類される.

5. リネゾリド, テジゾリドがもつ抗菌作用は, 細菌のリボソーム50Sサブユニットに結合し, ❽＿＿＿＿＿＿＿＿＿ を阻害することで示される. 作用は❾＿＿＿＿＿ 的で, 効果に相関するPK/PDパラメータは❿＿＿＿＿＿＿＿ である.

6. リネゾリドは, 抗菌活性を示すグラム⓫＿＿＿＿＿ 性菌に対し, 細菌の増殖抑制に関連する⓬＿＿＿＿ とよばれる効果をもつ.

こたえ

❶グリコペプチド　❷経口剤　❸細胞壁　❹陽　❺嫌気性　❻陰　❼オキサゾリジノン　❽タンパク質合成　❾静菌　❿AUC/MIC　⓫陽　⓬PAE (post antibiotic effect)

2　各論

　抗菌薬の表記は多くの場合，略語で示されます．一般名の後の＿＿＿＿＿内に略語を記入しましょう．また，その抗菌薬の特徴を示した内容に関する記述について＿＿＿＿＿に該当する語句を記入しましょう．

▶▶▶ グリコペプチド系抗菌薬 ◀◀◀

一般名 バンコマイシン　　**略語** ❶＿＿＿＿＿＿＿＿＿＿

　バンコマイシンは❷＿＿＿＿＿から吸収されないため，経口投与されるバンコマイシンは
❸＿＿＿＿＿＿＿＿＿にのみ使用される．また，治療の対象は❹＿＿＿＿＿＿＿＿＿，
❺＿＿＿＿＿＿＿＿を原因菌とする❸＿＿＿＿＿＿＿＿＿である．

　2018年に日本化学療法学会より発表された「❺＿＿＿＿＿＿＿＿＿感染症診療ガイドライン」では，非重症例の第一選択にはメトロニダゾール，重症例や再発例にはバンコマイシン（1回❻＿＿＿＿mgを1日❼＿＿＿＿回）が推奨されている．また，重症例や再発例，難治例の第二選択薬として，バンコマイシンの高用量（1回❽＿＿＿＿mgを1日❾＿＿＿＿回）が推奨されている．

---

❶VCM　　❷腸管　　❸腸管感染症　　❹メチシリン耐性黄色ブドウ球菌（MRSA）
❺*Clostridioides (Clostridium) difficile*　　❻125　　❼4　　❽500　　❾4

▶▶▶ オキサゾリジノン系抗菌薬 ◀◀◀

一般名 リネゾリド **略語** ❶_____

　もともとは❷_____を原因菌とする感染症に対して使用されていたが，他の抗MRSA薬が無効な場合でも効果を示すため，抗MRSA薬として承認されている．なお，MRSA感染症に対しては，他剤が無効な場合（MRSAに対するバンコマイシンのMICが❸_____μg/mL以上である場合）などに使用すべきである．

　組織移行性から❹_____感染症，❺_____感染症では第一選択薬に推奨されている．腎機能低下時に投与量を調節する必要がないことや，ほかの抗MRSA薬と交差耐性がないことも大きな特徴である．

　副作用として，❻_____，❼_____がよく知られており，投与期間が❽_____日間を超えると❻_____の頻度が増加することが報告されている．まれに，❾_____との併用により，錯乱，せん妄，情緒不安，振戦，潮紅，発汗，超高熱などの症状を呈する❿_____が発現すると報告されている．

　⓫_____からの吸収は良好で，経口投与1〜2時間後に最高血中濃度に達する．また，生物学的利用率（バイオアベイラビリティ）も約⓬_____%と高いため，注射剤と同様の効果が期待できる．

一般名 テジゾリド **略語** ⓭_____

　リネゾリドに次ぐオキサゾリジノン系抗菌薬として発売された．MRSAを原因菌とする⓮_____感染症に適応がある．急性細菌性⓮_____感染症への効果において，リネゾリドに対する非劣勢が証明されている．また，副作用の面では，リネゾリドよりも⓯_____の発現が少ない可能性がある．現在行われている臨床試験の結果しだいでは，リネゾリド同様に適応が拡大される可能性がある．

　リネゾリドと同じく，生物学的利用能（バイオアベイラビリティ）が⓰_____ため，1日⓱_____回の服用で注射薬と同様の効果が期待できる．

---

❶LZD　❷バンコマイシン耐性腸球菌（VRE）　❸2　❹, ❺呼吸器/皮膚・軟部組織

❻血小板減少　❼貧血　❽14　❾セロトニン作動薬　❿セロトニン症候群

⓫消化管　⓬100　⓭TZD　⓮皮膚・軟部組織　⓯血小板減少　⓰高い　⓱1

3　確認問題

以下の記述の正誤を答えてください．誤っているものは，該当する部分を修正しましょう．

1（　　）バンコマイシンはグリコペプチド系抗菌薬に分類され，細菌の細胞壁合成を阻害して抗菌作用を示す．

2（　　）経口バンコマイシンは腸管から吸収されないため，腸管感染症の治療にのみ使用される．

3（　　）経口バンコマイシンは腸管から吸収されないため，腎障害があり腸管上皮細胞が障害を受けている患者でも安全に使用できる．

4（　　）経口投与ができない患者には経腸投与が行われる場合もある．

5（　　）リネゾリド，テジゾリドは，オキサゾリジノン系抗菌薬に分類される．

6（　　）リネゾリド，テジゾリドは，細菌の細胞壁合成を阻害して抗菌作用を示す．

7（　　）リネゾリドはグラム陽性菌に対してPAE（post antibiotic effect）をもつ．

8（　　）テジゾリドはリネゾリド同様，通常1日2回投与である．

9（　　）リネゾリドは組織移行性から，呼吸器感染症や皮膚・軟部組織感染症では第一選択薬に推奨されている．

10（　　）リネゾリドは腎機能にあわせた投与量調節が必要である．

11（　　）テジゾリドはリネゾリドよりも血小板減少の発現が少ない可能性がある．

こたえ

1：○

2：○

3：×（腎障害のある患者でバンコマイシンの血中濃度上昇が報告されており注意が必要）

4：○

5：○

6：×（リボソーム50Sサブユニットに結合し，細菌のタンパク質合成を阻害する）

7：○

8：×（テジゾリドは半減期が長く，1日1回投与である）

9：○

10：×（基本的には不要．しかし腎機能低下例では主要代謝物のAUCが上昇するとの報告や，腎機能の低下と血小板減少の発現頻度に相関関係があるとの報告があり，高度腎機能低下患者には用量調節が必要かもしれない）

11：○

8. その他の抗菌薬

総論

　以下はホスホマイシン系抗菌薬, ST合剤, リンコマイシン系抗菌薬, メトロニダゾール全体の特徴を示した記述です. ＿＿＿＿に該当する語句を記入しましょう.

▶▶▶ **ホスホマイシン系抗菌薬** ◀◀◀

1 ホスホマイシンは, カルシウム塩が経口剤, ナトリウム塩が注射剤として使用される. ホスホマイシンは非常に単純かつ独特な構造をもち, これ以外に類似の構造をもつ抗菌薬は❶＿＿＿＿＿＿＿.

2 ホスホマイシンは, 細菌の細胞壁の❷＿＿＿＿＿＿＿を阻害することにより抗菌活性を示す.

3 経口剤のホスホマイシンの適応菌種は, ブドウ球菌属, 大腸菌, ❸＿＿＿＿＿＿＿, ❹＿＿＿＿＿＿＿属, セラチア属, プロテウス属, モルガネラ・モルガニー, プロビデンシア・レットゲリ, 緑膿菌, ❺＿＿＿＿＿＿＿属である.

4 細菌がホスホマイシンに対して耐性を獲得する機序には, ❻＿＿＿＿＿＿＿に関与する能動輸送系の変異による作用点への到達阻害や, 作用点の変異によるものがある.

5 単純な構造のため, 副作用として❼＿＿＿＿＿＿＿が生じるリスクは低い.

6 特殊な構造のため, 他の抗菌薬との❽＿＿＿＿＿＿＿が少ない.

7 セフェム系抗菌薬やニューキノロン系抗菌薬などとの併用で❾＿＿＿＿効果が得られる.

こたえ

❶存在しない　❷ペプチドグリカン合成　❸赤痢菌　❹サルモネラ　❺カンピロバクター

❻菌体内取り込み　❼アレルギー　❽交差耐性　❾相乗

▶▶▶ ST合剤 ◀◀◀

1. ST合剤は，❶＿＿＿＿＿＿と❷＿＿＿＿＿＿の合剤である.

2. ST合剤は，2剤それぞれが細菌の❸＿＿＿＿＿＿経路を阻害し抗菌活性を示す.

3. 経口ST合剤はグラム陽性菌から陰性菌まで幅広い抗菌活性を示すが，添付文書上の適応菌種は，腸球菌属，❹＿＿＿＿，赤痢菌，チフス菌，パラチフス菌，シトロバクター属，クレブシエラ属，❺＿＿＿＿＿＿属，プロテウス属，モルガネラ・モルガニー，プロビデンシア・レットゲリ，❻＿＿＿＿＿＿である.

▶▶▶ リンコマイシン系抗菌薬 ◀◀◀

1. リンコマイシン系抗菌薬には❼＿＿＿＿＿＿と❽＿＿＿＿＿＿があるが，多くの施設で❽＿＿＿＿＿のみが使用されている.

2. リンコマイシン系抗菌薬は❾＿＿＿＿＿系抗菌薬と同様に，細菌のリボソーム50Sサブユニットに作用し，タンパク質合成を阻害することで抗菌活性を示す.

3. リンコマイシン系抗菌薬は❿＿＿＿＿依存性に作用する抗菌薬であり，薬効と相関するPK/PDパラメーターは⓫＿＿＿＿＿，目標値は⓬＿＿＿＿＿である.

4. ⓭＿＿＿＿＿属，ペプトストレプトコッカス属などの⓮＿＿＿菌に対して有効なイメージが強い薬剤だが，好気性グラム陽性菌の⓯＿＿＿＿＿属，レンサ球菌属，⓰＿＿＿＿＿に対しても抗菌活性を示す.

5. 経口剤，注射剤ともに頻度の高い副作用は⓱＿＿だが，⓲＿＿＿＿＿を原因菌とする偽膜性腸炎などの⓳＿＿＿＿＿には十分に注意し，疑われた場合にはただちに投与を中止する必要がある.

6. クリンダマイシンは⓴＿＿＿＿＿やブドウ球菌などの㉑＿＿＿＿＿を抑制する効果をもっている.

7. ㉒＿＿＿＿＿はクリンダマイシンより細菌のリボソーム㉓＿＿＿＿＿への親和性が高く，併用するとクリンダマイシンの効果が現れない可能性があり，併用禁忌である.

▶▶▶ **メトロニダゾール** ◀◀◀

1　メトロニダゾールは，構造の一部が㉔＿＿＿＿＿されて発生する㉕＿＿＿＿＿＿＿＿＿＿に
　　より細菌のDNAが切断され，らせん構造の不安定化を招くことで，抗菌・抗原虫作用
　　を示す.

2　メトロニダゾールは，⑱＿＿＿＿＿＿＿＿＿＿による抗菌薬関連下痢症・腸炎，バクテロ
　　イデス属などの⑭＿＿＿＿菌感染症，㉖＿＿＿＿＿＿＿，㉗＿＿＿＿＿＿
　　の除菌などに使用される.

3　経口剤の生物学的利用率は約㉘＿＿＿＿＿％で，注射剤と同程度の血中濃度が得られる.

4　副作用として，消化器症状が最も多くみられるが，まれに中枢神経・末梢神経系の副作
　　用を起こすことがあり，㉙＿＿＿＿＿＿＿＿＿＿などに注意する必要がある.

こたえ

❶, ❷スルファメトキサゾール/トリメトプリム　❸葉酸合成　❹大腸菌　❺エンテロバクター

❻インフルエンザ菌　❼リンコマイシン　❽クリンダマイシン　❾マクロライド　❿時間

⓫％＞MIC　⓬≧50〜60％　⓭バクテロイデス　⓮嫌気性　⓯ブドウ球菌　⓰肺炎球菌

⓱下痢　⓲*Clostridium difficile*　⓳抗菌薬関連下痢症・腸炎　⑳A群溶連菌　㉑毒素産生

㉒エリスロマイシン　㉓50Sサブユニット　㉔還元　㉕フリーラジカル

㉖, ㉗赤痢アメーバ/*Helicobacter pylori* (*H. pylori*)　㉘100　㉙末梢性ニューロパシー

2 各論

　抗菌薬の表記は多くの場合，略語で示されます．一般名の後の_____内に略語を記入しましょう．また，その抗菌薬の特徴を示した内容に関する記述について_____に該当する語句を記入しましょう．

▶▶▶ ホスホマイシン系抗菌薬 ◀◀◀

一般名 ホスホマイシンカルシウム　　**略語** ❶_____

　ホスホマイシンの経口剤は，❷_____からの吸収が悪く，生物学的利用能（バイオアベイラビリティ）は❸_____％程度である．通常，生物学的利用能の低さは効果の減弱に繋がるため問題になるが，ホスホマイシンの場合は，大腸に多量の薬剤が移行するという特性から❷_____感染症に使われることが多い．ホスホマイシン経口薬は❹_____条件下では抗菌活性が増強するため，❹_____条件下にある❷_____内において非常に効果的な薬剤である．

　また，❷_____感染症の主要な起因菌である，病原性大腸菌，❺_____，❻_____，❼_____属に広く抗菌活性を示し，βラクタム系抗菌薬ではないため，腸内細菌が産生する多数の❽_____に対しても安定なことなどから腸管感染症に対して頻用される．とくに，❾_____に対しては初期治療薬としても使用される．

---

❶FOM　❷腸管　❸40　❹嫌気性　❺，❻サルモネラ菌/赤痢菌
❼カンピロバクター　❽βラクタマーゼ　❾出血性大腸菌O-157

▶▶▶ ST合剤 ◀◀◀

一般名 スルファメトキサゾール・トリメトプリム　　**略語** ❶＿＿＿＿

　錠剤1錠および顆粒❷＿＿＿＿ gのなかに，スルファメトキサゾール (S) が400 mg，トリメトプリム (T) が80 mg (S：T＝5：1) が含有されている．一般に，体重あたりの投与量を計算する場合は❸＿＿＿＿＿＿＿＿ の量で計算することを覚えておく必要がある．経口薬は非常に❹＿＿＿＿ からの吸収がよく，バイオアベイラビリティは❺＿＿＿＿ ％以上である．組織移行性は，炎症がない状態でも髄液移行性が血中濃度の❻＿＿＿＿ ％以上であることに代表されるように各組織へ良好に移行する

　抗菌スペクトルは，尿路感染症の主な原因菌である❼＿＿＿＿＿＿＿，プロテウス属，❽＿＿＿＿＿＿＿ 属といったグラム陰性菌のほか，添付文書上の適応菌種ではないものの，❾＿＿＿＿＿＿ にも有効であると考えられている．尿路感染症の原因菌を広くカバーしていることから，❿＿＿＿＿＿＿ や⓫＿＿＿＿＿＿ の治療に使用される．呼吸器感染症の原因菌として頻度の高い⓬＿＿＿＿＿＿ にも有効である．このほか，⓭＿＿＿＿＿ や⓮＿＿＿＿＿，パラチフス菌などの腸管感染症の原因菌にも有効である．しかし，⓯＿＿＿＿ が増加しているため，いずれの感染症治療においても，ターゲットとなる菌の感受性を判断したうえで使用しなければならない．

　優れた抗菌活性をもつが，⓯＿＿＿＿ の増加や，他の優れた抗菌薬が開発されてきた現状もふまえ，⓰＿＿＿＿＿＿ の予防と治療のほか，主に⓱＿＿＿＿＿＿ 患者での原虫 (トキソプラズマ，イソスポラ，サイクロスプラなど) 感染予防や治療，他の抗菌薬に耐性をもつがスルファメトキサゾール・トリメトプリムには感受性の菌への投与，アレルギーにより⓲＿＿＿＿＿＿ 系抗菌薬が使用できない場合の代替薬といった使用が主である．

---

❶ST　❷1　❸トリメトプリム　❹腸管　❺90　❻50　❼大腸菌

❽クレブシエラ　❾メチシリン感受性黄色ブドウ球菌 (MSSA)

❿，⓫膀胱炎/急性前立腺炎　⓬インフルエンザ桿菌　⓭，⓮赤痢菌/チフス菌

⓯耐性菌　⓰日和見感染症 (主にカリニ肺炎)　⓱HIV感染　⓲βラクタム

▶▶▶ リンコマイシン系抗菌薬 ◀◀◀

一般名 クリンダマイシン　　**略語** ❶＿＿＿＿＿＿＿

　クリンダマイシンの経口剤は，❷＿＿＿＿＿＿＿＿属，❸＿＿＿＿＿＿＿＿＿属，肺炎球菌にのみ保険上の適用をもつ．臨床では，主に❹＿＿＿＿＿＿系抗菌薬にアレルギーをもつ患者など，これらの菌を原因菌とする感染症に❹＿＿＿＿＿＿系抗菌薬が使用できない場合の代替薬として使用されることが多い．消化管からの吸収はよく，生物学的利用能（バイオアベイラビリティ）は❺＿＿＿＿＿％以上と高く，髄液を除けば組織移行性もよい．

▶▶▶ メトロニダゾール ◀◀◀

一般名 メトロニダゾール　　**略語** ❻＿＿＿＿＿＿＿

　メトロニダゾールは嫌気性菌のなかでも❼＿＿＿＿＿＿＿＿＿に有効な数少ない薬剤であり，❽＿＿＿＿＿＿＿＿＿治療に使用される．他に❾＿＿＿＿＿＿＿＿の経口剤も同様の目的で使用されるが，❾＿＿＿＿＿＿＿＿よりもメトロニダゾールの方が安価であり，医療経済的にも有用性の高い薬剤である．

　そのほか，胃炎や消化性潰瘍の原因となる❿＿＿＿＿＿＿＿感染に対する除菌療法には，一般的に，「⓫＿＿＿＿＿＿＿＿＋⓬＿＿＿＿＿＿＿＋⓭＿＿＿＿＿＿＿」の3剤が使用されるが，この3剤が使用できない場合にはメトロニダゾールで置き換えた「⓫＿＿＿＿＿＿＋⓬＿＿＿＿＿＋メトロニダゾール」の3剤が用いられ，高い治療成績を残している．

　優れた組織移行性と，ほぼすべての⓮＿＿＿＿＿菌に対して抗菌活性を示すことから，組織別では⓯＿＿＿＿＿＿感染や⓰＿＿＿＿＿＿＿＿感染，歯科領域感染など多くの感染症に対して好気性菌をカバーする薬剤と併用して使用されることがある．

---

❶CLDM　❷，❸ブドウ球菌/レンサ球菌　❹βラクタム　❺90　❻MNZ

❼*Clostridium difficile*　❽抗菌薬関連下痢症・腸炎　❾バンコマイシン

❿*Helicobacter pylori*（*H. pylori*）　⓫プロトンポンプ阻害薬（PPI）　⓬アモキシシリン

⓭クラリスロマイシン　⓮嫌気性　⓯，⓰腹腔内/骨盤内

3 処方監査

次の処方箋を確認し，変更および問い合わせが必要ないかを検討しましょう.

処方

1) スルファメトキサゾール・トリメトプリム（バクタ®）配合錠　12錠　（1回4錠）

1日3回（毎食後）　3日分

▶▶▶ 患者情報，身体所見 ◀◀◀

年齢　60歳，**性別**　女性

身長　156 cm，**体重**　46 kg

アレルギー歴　セフェム系薬

診断名　尿路感染症

▶▶▶ 併用薬 ◀◀◀

・酸化マグネシウム錠 330 mg　1回1錠　1日3回（毎食後）

・ニフェジピンCR錠 20 mg　1回1錠　1日1回（朝食後）

▶▶▶ 検査値 ◀◀◀

WBC　$91\times10^2/\mu$L，RBC　$345\times10^4/\mu$L，Plt　$19\times10^4/\mu$L，**好中球**　65％，Hb　12 g/dL，ALT　29 U/L，AST　25 U/L，Scr　0.7 mg/dL，eGFR　65 mL/分/1.73 m^2

Ａnswer

　スルファメトキサゾール・トリメトプリムの一般感染症における用法用量は1回2錠で1日2回となるため，処方医に問い合わせが必要です．

▶▶▶ **解説** ◀◀◀

　スルファメトキサゾール・トリメトプリムを用いて，1日9〜12錠を3〜4回に分割投与するのは，日和見感染症であるニューモシスチス肺炎の治療です．また，ニューモシスチス肺炎の発症抑制を目的とした場合の用法は1日1回1〜2錠を連日または週3日であり，適応ごとに用法・用量が異なるため注意が必要です．

▶▶▶ **ワンポイントアドバイス** ◀◀◀

　ST合剤には錠剤と顆粒の製剤があり，それぞれ1錠と1gに同等量（スルファメトキサゾール400 mg，トリメトプリム80 mg）の有効成分が含有されています．小児に使用する場合は体重で換算した投与量を計算する必要がありますが，トリメトプリム量で計算するため注意しましょう．

　また，注射剤の適応症はニューモシスチス肺炎の治療のみであることをあわせて押さえておく必要があります．キノロン系抗菌薬やテトラサイクリン系抗菌薬と同様に，妊婦，または妊娠の可能性がある女性には使用できないことも重要な確認事項です．

第1部
基本編

9. 抗真菌薬

1 総論

以下は抗真菌薬全体の特徴を示した記述です. _____ に該当する語句を記入しましょう.

[1] 抗真菌薬の経口剤として，アゾール系抗真菌薬に属する❶_____ 系抗真菌薬と，❷_____ 系抗真菌薬の2系統が主に使用されている.

[2] ❶_____ 系抗真菌薬は，真菌の❸_____ を構成する❹_____ の合成を阻害して❺_____ 的な抗真菌作用を示す.

[3] ❶_____ 系経口抗真菌薬として使用できるのは，❻_____, ❼_____, ❽_____, ❾_____の4剤である.

[4] ❶_____ 系抗真菌薬の効果と相関すると考えられているPK/PDパラメーターは❿_____である.

[5] ❷_____ 系抗真菌薬として日本で使用できるのは，⓫_____ 錠のみである.

[6] ❷_____ 系抗真菌薬の抗真菌作用は，薬剤が真菌のDNAやRNAに作用して⓬_____を阻害することで発揮される.

[7] ❷_____ 系抗真菌薬の効果と相関すると考えられているPK/PDパラメーターは⓭_____である.

こたえ

❶トリアゾール　❷フルオロピリミジン　❸細胞膜　❹エルゴステロール　❺静菌

❻〜❾フルコナゾール/イトラコナゾール/ボリコナゾール/ポサコナゾール　❿AUC/MIC

⓫フルシトシン　⓬タンパク質合成　⓭%T>MIC

2　各論

　抗菌薬の表記は多くの場合，略語で示されます．一般名の後の＿＿＿＿＿内に略語を記入しましょう．また，その抗菌薬の特徴を示した内容に関する記述について＿＿＿＿に該当する語句を記入しましょう．

一般名 フルコナゾール　**略語** ❶＿＿＿＿＿

　フルコナゾールの消化管からの吸収は❷＿＿＿＿＿で，生物学的利用能 (バイオアベイラビリティ) は❸＿＿＿＿＿％程度であり，注射剤と近い血中濃度が得られる．イトラコナゾールの経口剤と異なり，食事の影響や胃の酸性度の影響などを❹＿＿＿＿＿＿＿＿ため，投与しやすい．

　❺＿＿＿＿＿＿＿＿＿属，❻＿＿＿＿＿＿＿＿＿属に抗菌活性を示し，基本的に抗菌スペクトルや組織移行性などの特徴は注射剤と同様である．また，❼＿＿＿＿＿への移行性もよく，❽＿＿＿＿＿＿＿＿＿などの粘膜カンジダ症に使用される．

一般名 イトラコナゾール　**略語** ❾＿＿＿＿＿

　イトラコナゾール経口剤には錠剤のほか，❿＿＿＿＿＿と⓫＿＿＿＿＿がある．❿＿＿＿＿は胃酸の影響を受けやすく，制酸薬服用中は吸収が⓬＿＿＿＿＿する．逆に，酸性条件下では吸収が⓭＿＿＿＿＿するため，⓮＿＿＿＿＿に服用することで吸収率が増す．⓫＿＿＿＿＿は❿＿＿＿＿の欠点が改良され，胃内の酸性度の影響を受けにくい．内用液は⓯＿＿＿＿＿時に服用し，副作用としては⓰＿＿＿＿＿が出現しやすい．

　適応菌種としてカンジダ属，クリプトコックス属のほか，⓱＿＿＿＿＿＿＿＿＿＿属にも適応をもち，基本的に抗菌スペクトルや組織移行性などは注射剤と同じであるが，経口投与での血中濃度は注射剤ほど高くはならない．血液疾患で免疫機能が低下している場合にみられる日和見感染症である⓲＿＿＿＿＿＿＿＿症や⓳＿＿＿＿＿＿＿＿症の予防のために投与される．また，⓴＿＿＿＿＿などの爪真菌症に対しても頻用される．

---

❶FLCZ　❷良好　❸80　❹受けにくい　❺, ❻カンジダ/クリプトコックス

❼唾液　❽口腔咽頭カンジダ　❾ITCZ　❿カプセル　⓫内用液　⓬低下　⓭向上

⓮食直後　⓯空腹　⓰下痢　⓱アスペルギルス　⓲, ⓳カンジダ/アスペルギルス

⓴爪白癬

一般名 ボリコナゾール **略語** ❶_____

　ボリコナゾールの消化管からの吸収は❷_____で，生物学的利用能（バイオアベイラビリティ）は約❸_____％と高く，注射剤と同等の効果が得られる．高脂肪食により血中濃度低下が認められるため，❹_____に服用する．

　適応菌種として，カンジダ属，クリプトコックス属のほか，❺_____属にも適応をもち，基本的に抗菌スペクトルや組織移行性などの特徴は注射剤と同様である．また，副作用も注射剤と同様である．比較的頻度の高い副作用に❻_____のような一過性の❼_____があるため情報提供は必須となる．併用禁忌薬，併用注意薬ともに多い．

　臨床では，真菌感染症である❽_____症，肺アスペルギローマ，食道カンジダ症のほか，❾_____や❿_____によるカンジダ症などに使用される．使用時には，治療効果と副作用回避（肝機能障害）のために⓫_____による投与設計・モニタリングを行う．ボリコナゾールの主代謝酵素である⓬_____の遺伝子多型が日本人の約20％に存在することが知られており，血中濃度のばらつきにも関連している．経口剤と注射剤の使い分けはない．

一般名 ポサコナゾール **略語** ⓭_____

　ポサコナゾールの適応は，⓮_____患者または⓯_____が予測される血液悪性腫瘍患者における深在性真菌症の予防や，フサリウム症，⓰_____症，コクシジオイデス症，クロモブラストミコーシス，菌腫による真菌症の治療であり，注射剤と同じである．後者の適応症については，他の抗真菌薬が無効，あるいは忍容性に問題があると考えられる場合に，本剤の使用を考慮することとなっている．

　ポサコナゾールは，フルコナゾール，イトラコナゾール，ボリコナゾールの抗菌スペクトルに加えて，⓰_____に対して優れた抗真菌活性を示す．絶食下での生物学的利用能（バイオアベイラビリティ）は約⓱_____％と良好で，半減期が⓲_____，1日⓳_____回投与が可能である．腎障害，肝障害に対する用量調節が⓴_____である．

❶VRCZ　❷良好　❸100　❹食間　❺アスペルギルス　❻霧視　❼視力障害
❽侵襲性肺アスペルギルス　❾,　❿*Candida glabrata/Candida krusei*　⓫TDM
⓬CYP2C19　⓭PSCZ　⓮造血幹細胞移植　⓯好中球減少　⓰ムーコル　⓱60
⓲長く　⓳1　⓴不要

一般名 フルシトシン　　**略語** ❶_____

　フルシトシンは，ヒト表皮の常在菌である❷_____属，土壌など環境中に存在している❸_____属，❹_____属に適応をもつが，このうち，❺_____属に対して使用されることは少ない．

　なお，単剤による治療では❻_____が生じやすいため，単剤では使用されない．臨床では，とくにクリプトコックス脳髄膜炎などに対して❼_____と併用されることが多い．髄液などの各組織に良好に移行する．フルシトシンには❽_____の副作用があるため，❾_____との併用は禁忌で，骨髄抑制を生じる薬との併用も注意が必要である．錠剤が大きく，服用量も多くなるのが欠点である．

❶5-FC　　❷カンジダ　　❸，❹アスペルギルス／クリプトコックス　　❺アスペルギルス　　❻耐性化　　❼アムホテリシンB　　❽血液毒性　　❾放射線療法

3　確認問題

以下の記述の正誤を答えてください. 誤っているものは, 該当する部分を修正しましょう.

1 (　　) トリアゾール系抗真菌薬は, 真菌の細胞膜に必要なエルゴステロールの合成を阻害して静菌的な抗真菌作用を示す.

2 (　　) フルコナゾールはボリコナゾールと同様に, カンジダ属, クリプトコックス属, アスペルギルス属に適応をもつ.

3 (　　) フルコナゾールは *Candida albicans* には有効であるものの, *Candida krusei* や *Candida glabrata* への効果は期待できない.

4 (　　) フルコナゾールのバイオアベイラビリティは低い.

5 (　　) フルコナゾールは食事の影響や胃の酸度の影響を受けにくい.

6 (　　) フルコナゾールの眼への移行は不良である.

7 (　　) イトラコナゾールカプセルは胃内の酸性度の影響を受けにくく, 空腹時の投与が可能である.

8 (　　) ボリコナゾールはアスペルギルス属に優れた効果を示す.

9 (　　) ボリコナゾールは胃内のpHの影響を受けにくく, 食後に投与される.

10 (　　) ボリコナゾールの有害事象には, 霧視, 色覚異常などの視覚異常がある.

11 (　　) ポサコナゾールはバイオアベイラビリティが良好で, 注射剤から経口剤へのスイッチが可能である.

12 (　　) トリアゾール系抗真菌薬はCYP2C9, CYP2C19, CYP3A4などを介した相互作用があり, 併用薬には注意する必要がある.

13 (　　) フルオロピリミジン系抗真菌薬として使用できるのは, 日本ではフルシトシン錠のみである.

14 (　　) フルオロピリミジン系抗真菌薬は, 真菌のDNAやRNAに作用してタンパク質合成を阻害する.

15 (　　) フルオロピリミジン系抗真菌薬の効果と相関するPK/PDパラメーターはAUC/MICである.

16 (　　) フルシトシンは耐性化が起こりやすいため, 単剤では使用されず, クリプトコックス脳髄膜炎などに対してボリコナゾールと併用される.

17 (　　) フルシトシンはアスペルギルス症を適応症として承認されているが, 多くのアスペルギルス属菌株は耐性であり, 臨床効果は期待できない.

18 (　　) フルシトシンには血液毒性の副作用があるため，放射線療法との併用は禁忌であり，骨髄抑制を生じる薬との併用にも注意が必要である．

こたえ

1：○

2：× (フルコナゾールはアスペルギルス属に適応をもたない)

3：○

4：× (フルコナゾールのバイオアベイラビリティは約80％と高い)

5：○

6：× (良好であり，カンジダ眼内炎に有効である)

7：× (内用液であれば，胃内の酸性度の影響を受けにくく，空腹時投与が可能．カプセルはpHの影響を受けやすい．酸性条件下での吸収がよく，食直後に服用する)

8：○

9：× (高脂肪食によりC$_{max}$，AUCの低下が認められるため，投与は食間に行われる)

10：○

11：○

12：○

13：○

14：○

15：× (%T>MICである)

16：× (ボリコナゾールではなく，アムホテリシンBと併用される)

17：○

18：○

4 処方監査①

次の処方箋を確認し，変更および問い合わせが必要ないかを検討しましょう．

処 方

1）フルコナゾール（ジフルカン®）カプセル 100 mg　1カプセル　（1回1カプセル）

1日1回（朝食後）　7日間

▷▷▷ 患者情報，身体所見 ◁◁◁

年齢　74歳，**性別**　男性

身長　159 cm，**体重**　52 kg

アレルギー歴　なし

診断名　口腔カンジダ

▷▷▷ 併用薬 ◁◁◁

・フルチカゾン 100 ディスカス　（1回1吸入）　1日2回

・トリアゾラム 0.25 mg錠　1錠　（1回1錠）　不眠時

▷▷▷ 検査値 ◁◁◁

WBC　$30 \times 10^2/\mu L$，RBC　$321 \times 10^4/\mu L$，Plt　$18 \times 10^4/\mu L$，**好中球**　60%，Hb　11 g/dL，ALT　28 U/L，AST　22U /L，Scr　0.7 mg/dL，eGFR　83 mL/分/1.73 m^2

> **Answer**
>
> 　フルコナゾールとトリアゾラムは併用禁忌に該当するため，処方医に問い合わせが必要です．

▷▷▷ 解説 ◁◁◁

　フルコナゾールは，CYP2C9，CYP2C19およびCYP3A4を阻害します．トリアゾラムの主たる代謝酵素はCYP3A4であり，併用により血中濃度が上昇する場合があるため，禁忌に該当します．軽症例であれば，併用禁忌薬がないアムホテリシンBシロップへの変更が考慮されます．

▷▷▷ ワンポイントアドバイス ◁◁◁

　フルコナゾールは，トリアゾラムの他にも多くの薬剤との相互作用に注意する必要があります．ワルファリンは併用注意ではありますが，著しいPT-INR上昇を来した症例が報告されているため，併用する場合はプロトロンビン時間測定およびトロンボテストの回数を増やすなど，慎重に投与する必要があります．

　吸入ステロイド薬の使用後は，口腔カンジダや嗄声の予防として，うがいを実施する必要があります．うがいが困難な場合でも，口腔内をすすぐよう指導しなければなりません．日頃から吸入ステロイド薬を使用している患者には，うがい実施有無の確認を行いましょう．

文献

1) 日本医真菌学会 侵襲性カンジダ症の診断・治療ガイドライン作成委員会 編：侵襲性カンジダ症の診断・治療ガイドライン, 2013.

5 処方監査②

次の処方箋を確認し，変更および問い合わせが必要ないかを検討しましょう．

処 方

1）イトラコナゾール（イトリゾール®）100 mg　1カプセル　（1回1カプセル）

1日1回（朝食直後）　7日間

▷▷▷ 患者情報，身体所見 ◁◁◁

年齢　55歳，**性別**　女性

身長　162 cm，**体重**　55 kg

アレルギー歴　なし

診断名　爪白癬

▷▷▷ 併用薬 ◁◁◁

なし

▷▷▷ 検査値 ◁◁◁

WBC　$60×10^2/\mu$L，RBC　$367×10^4/\mu$L，Plt　$20×10^4/\mu$L，**好中球**　55％，Hb　10 g/dL，
ALT　19 U/L，AST　23 U/L，Scr　0.8 mg/dL，eGFR　57 mL/分/1.73 m²

Answer

　爪白癬に対してイトラコナゾールを使用する場合は，通常より高用量である1回200 mgを1日2回の用法・用量となりますので，処方医に問い合わせが必要です．

▶▶▶ **解説** ◀◀◀

　爪白癬の治療に用いるイトラコナゾールのパルス療法は，1回200 mgを1日2回（1日量400 mg），食直後に1週間経口投与し，その後3週間休薬を1サイクルとし，3サイクル繰り返す治療法です．

▶▶▶ **ワンポイントアドバイス** ◀◀◀

　経口用イトラコナゾールの剤形には，カプセル，錠剤のほか，内用液がありますが，内用液には爪白癬の適応はありません．また，用法の違いには注意が必要で，カプセルは胃酸の影響を受けやすく，酸性条件下での吸収がよいため食直後に内服します．一方で，内用液はその欠点が改良され，胃酸の影響を受けにくく，空腹時に内服します．

　トリアゾール系抗真菌薬の併用禁忌薬は多く存在し，イトラコナゾールはトリアゾール系抗真菌薬のなかでも併用禁忌薬が最も多いことも押さえておきましょう．アゼルニジピンやスボレキサントなども該当しますので，使用時には注意する必要があります．

▶▶▶ **MORE INFO.** ◀◀◀

　「抗菌薬Navi第3版」　p.229，237（イトラコナゾールの使いかた，併用禁忌）

10. 抗結核薬

1 総論

以下は抗結核薬の特徴を示した記述です. ＿＿＿＿に該当する語句を記入しましょう.

① 結核菌は❶＿＿＿＿のみならずさまざまな臓器に感染し, 結核性髄膜炎, ❷＿＿＿＿結核など多岐にわたる症状を引き起こす.

② 抗結核薬はFirst line drugs (a), First line drugs (b), Second line drugs, Multi-drugs resistant tuberculosis drugの4グループに分けられる. First line drugs (a) は殺菌的な作用をもち, わが国で使用できる注射剤・経口剤に❸＿＿＿＿, ❹＿＿＿＿, ❺＿＿＿＿, ❻＿＿＿＿がある. First line drugs (b) には静菌的な作用をもつ❼＿＿＿＿と殺菌的な作用をもつ❽＿＿＿＿がある. さらにSecond line drugsには❾＿＿＿＿, ❿＿＿＿＿, ⓫＿＿＿＿, カナマイシン, エンビオマイシン, サイクロセリンがある. Multi-drugs resistant tuberculosis drugとして使用されるものには⓬＿＿＿＿と⓭＿＿＿＿がある.

③ 結核の初回標準治療では, First line drugs (a) のなかから, ⓮＿＿＿＿, ⓯＿＿＿＿, ピラジナミドとFirst line drugs (b) のエタンブトール (またはストレプトマイシン) の4剤を併用するなど, First line drugs (a) を基本に各グループの薬剤を併用するが, グループが異なっても⓰＿＿＿＿は併用できない.

④ アミノグリコシド系抗菌薬3剤を使用する場合抗菌力や交差耐性などから選択する順番は⓱＿＿＿＿→⓲＿＿＿＿→⓳＿＿＿＿となる.

⑤ 既存の抗結核薬が⓴＿＿＿＿および副作用の点から4〜5剤目として使用できない場合は, multi-drugs resistant tuberculosis drugである⓬＿＿＿＿もしくは⓭＿＿＿＿が使用されることがある. また, 既存薬で使用できるものが1〜2剤の場合2〜3剤目として使用される可能性があるなど, multi-drugs resistant tuberculosis drugを第一選択薬として使用することや単剤で使用することはない.

⑥ First line drugs (b) のエタンブトールとストレプトマイシンを比較すると, 日本における薬剤耐性率はストレプトマイシンがエタンブトールよりも約㉑＿＿＿倍高い.

7. First line drugs (b) のエタンブトールとストレプトマイシンで腎機能低下がある場合は ㉒＿＿＿＿＿＿＿＿＿＿の使用は避ける．ただし，㉓＿＿＿＿＿＿＿＿＿＿で腎機能の低下に配慮する必要がない場合には使用できる．

8. First line drugs (b) のエタンブトールとストレプトマイシンで視力障害がある場合は原則として㉔＿＿＿＿＿＿＿＿＿＿の使用を避ける．

9. 抗結核薬の治療は初期治療期間㉕＿＿＿＿＿ヵ月，継続治療期間㉖＿＿＿＿＿ヵ月の計 ㉗＿＿＿＿＿＿＿ヵ月が最低治療期間になる．

10. 抗結核薬のPK/PDパラメータは定まっていないが，First line drugs (a) では全て1日 ㉘＿＿＿＿回投与が可能であるほか，㉙＿＿＿＿＿＿以外は㉚＿＿＿＿回もしくは㉛＿＿＿＿回投与が可能であるなど患者のライフスタイルにあわせた投与が可能である．

こたえ

❶肺　　❷リンパ節　　❸, ❹, ❺, ❻イソニアジド/リファンピシン/ピラジナミド/リファブチン

❼エタンブトール　　❽ストレプトマイシン

❾, ❿, ⓫レボフロキサシン/エチオナミド/パラアミノサリチル酸　　⓬, ⓭デラマニド/ベダキリン

⓮イソニアジド　　⓯リファンピシン　　⓰アミノグリコシド系抗菌薬　　⓱ストレプトマイシン

⓲カナマイシン　　⓳エンビオマイシン　　⓴薬剤耐性　　㉑5　　㉒ストレプトマイシン

㉓血液透析下　　㉔エタンブトール　　㉕2　　㉖4　　㉗6　　㉘1　　㉙リファンピシン

㉚2　　㉛3

2 各論

　抗菌薬の表記は多くの場合，略語で示されます．一般名の後の＿＿＿＿＿内に略語を記入しましょう．また，その抗菌薬の特徴を示した内容に関する記述について＿＿＿＿＿に該当する語句を記入しましょう．

▶▶▶ First line drugs（a）◀◀◀

一般名 イソニアジド　**略語** ❶＿＿＿＿＿＿＿

　❷＿＿＿＿＿＿＿している結核菌に対して❸＿＿＿＿＿的に作用する代表的な抗結核薬で❹＿＿＿＿吸収がよく❺＿＿＿＿も長いため1日1回投与が可能である．

　❻＿＿＿＿＿＿＿などの副作用が多いが，副作用があっても可能な限り投与を優先させる薬剤である．❼＿＿＿＿＿＿＿＿＿の副作用があり，予防のために❽＿＿＿＿＿が投与される．

一般名 リファンピシン　**略語** ❾＿＿＿＿＿＿

　活発に❿＿＿＿＿＿＿＿している結核菌だけでなく⓫＿＿＿＿＿＿＿の結核菌に対しても殺菌的に作用する．イソニアジドと同様に，副作用などの問題があっても可能な限り投与を優先させる必要がある．⓬＿＿＿＿での使用は耐性を生じやすいため，他剤との⓭＿＿＿＿が必要である．⓮＿＿＿＿での吸収がよく，吸収後の体内の各組織への移行性は良好である．ただし，薬剤の⓯＿＿＿＿も広く移行するため⓰＿＿＿＿，涙などの体液が⓱＿＿＿＿に着色することが多い．

　また，代表的な薬物代謝酵素である⓲＿＿＿＿＿＿＿＿を強力に誘導するため併用薬に注意する必要がある．副作用では⓳＿＿＿＿の頻度が高く，イソニアニドやピラジナミドとの併用は特に注意が必要になる．

---

❶INH　　❷分裂増殖　　❸殺菌　　❹腸管　　❺半減期　　❻肝機能障害　　❼末梢神経障害

❽ビタミンB₆　　❾RFP　　❿分裂増殖　　⓫半休止状態　　⓬単剤　　⓭併用　　⓮腸管

⓯色素　　⓰汗　　⓱赤褐色　　⓲シトクロム450　　⓳肝障害

一般名 ピラジナミド　　**略語** ❶＿＿＿＿＿＿＿＿＿

　❷＿＿＿＿＿＿環境下での活性が良好なため，❸＿＿＿＿＿＿＿＿＿＿＿内や膿瘍などでの有効性が高く❹＿＿＿＿＿＿＿＿状態の結核菌に対して❺＿＿＿＿＿的に作用する．また，腎尿細管における❻＿＿＿＿＿＿の分泌を阻害するため❼＿＿＿＿＿＿＿＿＿＿＿が高頻度で発生し，❼＿＿＿＿＿＿＿＿＿＿治療薬が併用されることがある．ピラジナミドは基本的に，初期治療での❽＿＿＿ヵ月間以外で使用されることはない．また，副作用ではほかの抗結核薬と同様に❾＿＿＿＿が多い．

一般名 リファブチン　　**略語** ❿＿＿＿＿＿＿＿＿

　リファンピシンを改良し開発された薬剤であるため⓫＿＿＿＿＿＿＿＿＿＿系抗菌薬という分類をされることもある．基本的な特徴はリファンピシンと同じであるが，リファブチンは⓬＿＿＿＿＿＿＿＿＿の誘導能がリファンピシンに比べて小さいためにリファンピシンほど⓭＿＿＿＿＿＿＿＿＿が問題になることはない

▷▷▷ First line drugs（b）◁◁◁

一般名 エタンブトール　　**略語** ⓮＿＿＿＿＿＿＿＿＿

　⓯＿＿＿＿＿＿＿にある結核菌に対して⓰＿＿＿＿＿的に作用する．⓰＿＿＿＿＿的な作用といっても臨床上，とくに問題になることはなく，初期治療の⓱＿＿＿＿＿剤併用療法のなかの1つである．⓲＿＿＿＿＿からの吸収もよく，吸収後の⓳＿＿＿＿＿＿＿＿＿も良好である．注意すべき副作用として⓴＿＿＿＿＿があるため，服用中は定期的なチェックが必要である．また，リファンピシンと同様に㉑＿＿＿＿＿での使用は耐性を生じやすい．

---

❶PZA　❷酸性　❸マクロファージ　❹分裂休止　❺殺菌　❻尿酸
❼高尿酸血症　❽2　❾肝障害　❿RBT　⓫リファマイシン　⓬CYP450
⓭薬物相互作用　⓮EB　⓯増殖過程　⓰静菌　⓱4　⓲腸管　⓳組織移行性
⓴視神経炎　㉑単剤

一般名 ストレプトマイシン硫酸塩　　**略語** ❶＿＿＿＿＿＿

　比較的❷＿＿＿＿＿が出現しやすく，腎毒性よりも❸＿＿＿＿＿が強い．いくつかの適応はあるものの現在は結核以外にはほとんど使われない．また❹＿＿＿＿＿にも用いられる．

▶▶▶ Second line drugs ◀◀◀

一般名 レボフロキサシン　　**略語** ❺＿＿＿＿＿＿

　First line drugs (a) である❻＿＿＿＿＿＿＿＿，　❼＿＿＿＿＿＿＿＿＿，❽＿＿＿＿＿＿＿＿＿のいずれかが使用できない場合に併用薬の一つとして使用されることがある．

一般名 エチオナミド　　**略語** ❾＿＿＿＿＿＿

　作用は❿＿＿＿＿的である．副作用の頻度が高いが，なかでも⓫＿＿＿＿＿＿＿が最も多く，腹痛や⓬＿＿＿＿＿＿＿が起こる．また⓭＿＿＿＿＿＿＿や内分泌系の副作用として⓮＿＿＿＿＿＿や⓯＿＿＿＿＿＿＿を起こすこともあり注意が必要である．

---

❶SM　　❷耐性菌　　❸聴器毒性　　❹非結核性抗酸菌症　　❺LVFX
❻〜❽イソニアジド/リファンピシン/ピラジナミド　　❾ETH　　❿静菌的
⓫消化器症状　　⓬悪心・嘔吐　　⓭味覚障害　　⓮，⓯甲状腺機能低下症/女性化乳房

一般名 パラアミノサリチル酸　　**略語** ❶＿＿＿＿＿＿＿＿＿＿＿

作用は❷＿＿＿＿＿＿的である．排泄が早いため❸＿＿＿＿＿投与が必要になる．❹＿＿＿＿＿＿

での効果がよいため柑橘類のジュースなどとのむとよい．❺＿＿＿＿＿＿＿＿＿＿＿＿＿の副作用

や❻＿＿＿＿＿も多く，現在ではほとんど使用されない．

一般名 サイクロセリン　　**略語** ❼＿＿＿＿＿＿＿＿＿＿

作用は❽＿＿＿＿＿的である．ほかの抗結核薬に多い⓴＿＿＿＿＿の副作用を起こしにくい．

❿＿＿＿＿＿＿＿＿＿を起こしてFirst Line Drugsが使いにくい状況や，First Line Drugs

耐性菌などに使用されることが多い．なお，サイクロセリンには⓫＿＿＿＿＿＿＿＿＿＿系の

副作用が多く，⓬＿＿＿＿＿などを起こすことがあるため注意が必要である．

一般名 エンビオマイシン硫酸塩　　**略語** ⓭＿＿＿＿＿＿＿＿

⓮＿＿＿＿＿耐性の結核菌に有効であるが，エンビオマイシンは投与開始から90日間は毎

日⓯＿＿＿＿＿が必要なため患者に対する負担が非常に大きい．⓰＿＿＿＿＿＿＿＿＿＿＿＿など

の副作用もあり，現在はほとんど使用されていない．

---

❶PAS　　❷静菌的　　❸大量　　❹酸性下　　❺消化器症状　　❻過敏反応　　❼CS

❽静菌的　　❾肝障害　　❿肝機能障害　　⓫精神・神経　　⓬異常行動　　⓭EVM

⓮ストレプトマイシン（SM）　　⓯筋注　　⓰第8脳神経障害

▶▶▶ Multi-drugs resistant tuberculosis drug ◀◀◀

一般名 デラマニド　　**略語** ❶_____

　デラマニドは，❷_____の治療薬として2014年に承認された，抗結核薬のなかでは新しい薬剤である．抗菌作用は細胞壁の❸_____の合成阻害によるもので，既存の抗結核薬との❹_____はみられない．多剤耐性結核の治療において，既存の抗結核薬に❺_____および副作用の点から❻_____剤目として使用できる薬剤がない症例に使用する．ただし，既存のすべての薬剤が使用不能である場合には❼_____となるため使用は不可となる．いずれにしろ，多剤耐性結核治療に十分な治療経験をもつ医師のもとで使用される薬剤である．

一般名 ベダキリン　　**略語** ❽_____

　ベダキリンは❾_____の治療薬として2018年に承認された抗結核薬のなかで最も新しい薬剤である．作用機序は❿_____で，抗酸菌一般に対する活性があると考えられる．⓫_____の代謝を受けるため，⓬_____との併用時に血中濃度への影響を考慮する必要があるが，ベダキリンは多剤耐性肺結核に使用されることから，原則として⓬_____と併用されることはない．既存の抗結核薬に⓭_____および副作用の点から⓮_____剤目として使用できる薬剤がない場合は，多剤耐性肺結核薬であるベダキリンもしくはデラマニドが使用される．既存薬で5剤が使用可能である場合にベダキリンもしくはデラマニドを使用すべきかどうかは結論が出ていないが，使用を否定するものではない．既存薬で使用できるものが⓯_____剤の場合，⓰_____剤目としてベダキリンもしくはデラマニドを使用することについて使用を否定されないが，慎重に考慮する．

　副作用は⓱_____，⓲_____が多く，代謝物の半減期が長いため，中止後も⓳_____の改善には月単位の期間がかかる場合がある．ベダキリンもデラマニド同様に多剤耐性結核治療に十分な治療経験をもつ医師のもとで使用される薬剤である．

---

❶DLM　❷多剤耐性結核　❸ミコール酸　❹交差耐性　❺薬剤耐性　❻4〜5
❼単剤使用　❽BDQ　❾多剤耐性結核　❿ATP合成酵素活性阻害　⓫CYP3A4
⓬リファンピシン　⓭薬剤耐性　⓮4〜5　⓯1〜2　⓰2〜3
⓱，⓲QT延長/肝障害　⓳QT延長

3　確認問題

以下の記述の正誤を答えてください．誤っているものは，該当する部分を修正しましょう．

1 (　　) 結核菌は肺結核とよばれるように肺のみに感染する菌で，感染後には長い潜伏期間を経て発症することも多い．

2 (　　) 抗結核薬は，First line drugs (a)，First line drugs (b)，Second line drugs，Multi-drugs resistant tuberculosis drugの4グループに分けられる．

3 (　　) First line drugs (a) は殺菌的な作用の薬剤であり，イソニアジド，リファンピシン，ピラジナミドの3剤がある．

4 (　　) First line drugs (b) には殺菌的な作用のエタンブトールと静菌的な作用のストレプトマイシンがある．

5 (　　) Second line drugsにはレボフロキサシン，エチオナミド，パラアミノサリチル酸，カナマイシン，エンビオマイシン，サイクロセリンなどがある．

6 (　　) Multi-drugs resistant tuberculosis drugには，デラマニドとリファブチンがある．

7 (　　) 結核の初回標準治療では，First line drugs (a) のイソニアジド，リファンピシン，ピラジナミドと，First line drugs (b) のエタンブトール (またはエンビオマイシン) の4剤併用が基本となる．

8 (　　) アミノグリコシド系抗菌薬の3剤を使用する場合抗菌力や交差耐性などの点から，選択する順番はカナマイシン→ストレプトマイシン→エンビオマイシンとなる．

9 (　　) 既存の抗結核薬に薬剤耐性および副作用の点から4～5剤目として使用できる薬剤がない場合は，Multi-drugs resistant tuberculosis drugであるベダキリンもしくはデラマニドが使用されることがある．

10 (　　) Multi-drugs resistant tuberculosis drugは既存薬の効果が乏しい場合に，短期間，単剤で使用されるが，副作用には注意が必要である．

11 (　　) First line drugs (b) のエタンブトールとストレプトマイシンを比較すると，日本における薬剤耐性率はストレプトマイシンの方がエタンブトールよりも高い．

12 (　　) First line drugs (b) のエタンブトールとストレプトマイシンで視力障害が生じたる場合は原則としてストレプトマイシンの使用を避ける．

13 (　　) 抗結核薬の治療は初期治療期間4ヵ月，継続治療期間5ヵ月の，計9ヵ月が最低治療期間になる．

こたえ

1：× (肺以外にも感染し，結核性髄膜炎，リンパ節結核な
　　ど多岐にわたる症状を引き起こす)

2：○

3：× (リファブチンも含む4剤である)

4：× (エタンブトールが静菌的，ストレプトマイシンが殺
　　菌的な作用をもつ)

5：○

6：× (デラマニドとベダキリン)

7：× (エンビオマイシンではなくストレプトマイシン)

8：× (ストレプトマイシン→カナマイシン→エンビオマイ
　　シン)

9：○

10：× (既存薬のなかで使用できるものが1〜2剤の場合，
　　　2〜3剤目として使用される可能性はあるが，第一選択
　　　薬として使用することや単剤で使用することはない)

11：○

12：× (エタンブトールの使用を避ける)

13：× (初期治療期間2ヵ月，継続治療期間4ヵ月の計6ヵ
　　　月)

4　処方監査

次の処方箋を確認し，変更および問い合わせが必要ないかを検討しましょう．

処 方

1) イソニアジド（イスコチン®）100 mg　3錠　（1回3錠）
2) リファンピシン（リファジン®）150 mg　3カプセル　（1回3カプセル）
3) ピラジナミド（ピラマイド®）原末 1,250 mg　（1回 1,250 mg）

1日1回（朝食前）　14日分

▷▷▷ 患者情報，身体所見 ◁◁◁

年齢　70歳　**性別**　男性

身長　160 cm　**体重**　50 kg

アレルギー歴　なし

診断名　肺結核（初期治療）

▷▷▷ 併用薬 ◁◁◁

グリメピリド1 mg　1錠　朝食後

メトホルミン250 mg　4錠　朝夕食後

▷▷▷ 検査値 ◁◁◁

WBC　80×10^2 μL，**RBC**　$372 \times 10^4 / \mu L$，**Plt**　29×10^4 μL，**好中球**　67%，**Hb**　13 g/dL，**ALT**　30 U/L，**AST**　34 U/L，**Scr**　0.7 mg/dL，**eGFR**　84 mL/分/1.73 m^2

Ａnswer

　肺結核の標準的な初期治療はこのイソニアジド，リファンピシン，ピラジナミドに，エタンブトールまたはストレプトマイシンを加えた4剤併用療法であるため，問い合わせが必要です．

▷▷▷ 解説 ◁◁◁

　肺結核の標準治療は初期治療として上記の4剤併用を2ヵ月間投与し，その後維持治療としてイソニアジド，リファンピシンの2剤を4ヵ月間投与します．リファンピシンは原則朝食前空腹時に内服のため，コンプライアンスを考慮しすべて食前に統一して処方されています．

▷▷▷ MORE INFO. ◁◁◁

　「抗菌薬Navi第3版」 p.264（結核の標準的初期治療法）

11. 抗ウイルス薬

1 総論

　以下は抗ウイルス薬全体の特徴を示した記述です．＿＿＿＿＿に該当する語句を記入しましょう．

1. 抗ウイルス薬は大きく分けて抗ヘルペスウイルス薬，抗サイトメガロウイルス薬，抗インフルエンザウイルス薬，抗肝炎ウイルス薬，抗HIV薬があり，ウイルスの増殖を抑制する❶＿＿＿＿＿＿と免疫系に作用する❷＿＿＿＿＿＿に分けられる．

2. ヘルペスウイルスは単純ヘルペスウイルス（HSV）と❸＿＿＿＿＿＿の両方を指し，多くの組織で感染症を起こす．

3. ❸＿＿＿＿＿＿に対する投与量はHSVよりも❹＿＿＿＿＿．

4. サイトメガロウイルス（CMV）はヘルペスウイルス科に属する❺＿＿＿＿ウイルスで，ほとんどの人が成人になるまでに感染を経験しているが，通常，問題になることはなく，❻＿＿＿＿感染患者や❼＿＿＿＿＿＿施行中の患者および移植などで免疫が低下している患者の場合に問題になることが多い．

5. サイトメガロウイルス感染症は網膜炎や❽＿＿＿＿が主であるが，脳炎，多発神経根炎などの❾＿＿＿＿＿病変も生じる．

6. インフルエンザウイルスは核タンパク質の性状によってＡ型，Ｂ型，Ｃ型に分類されるが，臨床的に問題になるのはＡ型，Ｂ型で，大規模な流行を起こすのは❿＿＿＿型が多い．

7. 抗インフルエンザウイスルス薬は，作用機序で分類すると⓫＿＿＿＿＿＿阻害薬，⓬＿＿＿＿＿＿阻害薬，ポリメラーゼ酸性タンパク質のキャップ依存性エンドヌクレアーゼに作用する薬剤の3種がある．

8. 日本でみられるウイルス性肝炎は，Ａ型，Ｂ型，Ｃ型がほとんどで，これらはウイルスのタイプ，潜伏期間などが異なる．このなかで慢性肝炎および劇症肝炎が臨床上，大きな問題になるのは⓭＿＿＿型，⓮＿＿＿＿型肝炎ウイルスである．

9. Ｂ型肝炎ウイルス（HBV）は血液や⓯＿＿＿＿を介して感染し，過去には輸血が感染源になることもあったが，現在では⓰＿＿＿＿感染や薬物中毒者による汚染針の使いまわしによる感染，母子間の⓱＿＿＿＿などが主な感染源となっている

10　C型肝炎ウイルス（HCV）は⑱＿＿＿＿＿＿＿を介してのみ感染する点でHBVと大きく異なる．感染経路としては，医療に関わるものでは⑲＿＿＿＿＿＿＿関連，そのほかに⑳＿＿＿＿＿＿，薬物中毒者による汚染針の使い回しなどが知られており，HBV感染でみられる㉑＿＿＿＿＿＿＿は少ない．

2　各論

　抗菌薬の表記は多くの場合，略語で示されます．一般名の後の＿＿＿＿＿内に略語を記入しましょう．また，その抗菌薬の特徴を示した内容に関する記述について＿＿＿＿＿に該当する語句を記入しましょう．

▶▶▶ 抗ヘルペスウイルス薬 ◀◀◀

一般名 アシクロビル　　**略語** ❶＿＿＿＿＿＿＿＿＿＿

　アシクロビルは❷＿＿＿＿＿＿＿＿＿，❸＿＿＿＿＿＿＿＿＿の酵素によって活性化され，高い抗ウイルス活性を示す．消化管からの吸収は乏しく通常投与量でもバイオアベイラビリティは❹＿＿＿＿＿＿％程度と低い．しかし吸収後の組織移行性は良好である．また一般的に，比較的副作用の頻度が高い抗ウイルス薬において，❺＿＿＿＿＿＿＿＿＿でのみ取り込みが増大するACVは毒性が低く副作用は少ない．❻＿＿＿＿＿＿＿＿＿に対する抗ウイルス活性は高いが，❼＿＿＿＿＿＿＿＿＿に対する抗ウイルス活性は前者に対する活性と比較して❽＿＿＿＿＿＿程度と低い．投与法は1日❾＿＿＿＿＿＿回と頻回の服用が必要である．

一般名 バラシクロビル　　**略語** ❿＿＿＿＿＿＿＿＿＿

　バラシクロビルは⓫＿＿＿＿＿＿＿＿＿のプロドラッグで，服用後に代謝されて体内で⓫＿＿＿＿＿＿＿＿＿になる．プロドラッグ化されたことで⓬＿＿＿＿＿＿がよくなり，バイオアベイラビリティは⓭＿＿＿＿＿＿％程度に向上している．ACV錠・顆粒に比べ高い血中濃度が得られ，1日⓮＿＿＿＿回もしくは⓯＿＿＿＿＿＿回投与でよいため有用性は高い．投与後に代謝されて⓫＿＿＿＿＿＿＿＿＿になった後の特徴は⓫＿＿＿＿＿＿＿＿＿錠・顆粒と同じである．

一般名 ファムシクロビル　　**略語** ⓰＿＿＿＿＿＿＿＿＿＿

　ファムシクロビルは⓱＿＿＿＿＿＿＿＿＿のプロドラッグで，服用後速やかに代謝を受け活性代謝物⓱＿＿＿＿＿＿＿＿＿に変換される．バイオアベイラビリティは⓲＿＿＿＿＿＿％と高い．1日3回投与でよいため有用性は高い．⓳＿＿＿＿＿＿＿＿＿，⓴＿＿＿＿＿＿＿＿＿に適応があり，効果は㉑＿＿＿＿＿＿＿＿＿と同等である．

一般名 アメナメビル　　**略語** ㉒_____

　アメナメビルは㉓_____阻害薬として抗ヘルペスウイルス作用を発揮する．半減期は7時間であり，1日1回の投与で十分な効果を発揮する．主として胆汁から糞便に排出されるため，㉔_____低下患者にも用量調節の必要がない．

❶ACV　　❷，　❸単純ヘルペスウイルス (HSV) /水痘・帯状疱疹ウイルス (VZV)　　❹20
❺感染細胞内　　❻単純ヘルペスウイルス (HSV)　　❼水痘・帯状疱疹ウイルス (VZV)
❽1/10　　❾5　　❿VACV　　⓫アシクロビル　　⓬吸収　　⓭50　　⓮2　　⓯3
⓰FCV　　⓱ペンシクロビル　　⓲77　　⓳，　⓴単純疱疹/帯状疱疹　　㉑バラシクロビル
㉒AMNV　　㉓ヘリカーゼ・プライマーゼ　　㉔腎機能

▷▷▷ 抗サイトメガロウイルス薬 ◁◁◁

一般名 バルガンシクロビル　　**略語** ❶＿＿＿＿＿＿＿＿＿＿＿

　❷＿＿＿＿＿＿＿＿＿＿＿＿＿＿のプロドラッグで，吸収後ただちにガンシクロビルになる．ガンシクロビルは多くの❸＿＿＿＿＿＿＿＿＿＿属に活性を示すが，サイトメガロウイルス感染症（CMV感染症）が最大のターゲットであり，保険適用もサイトメガロウイルス感染症のみである．内服後の吸収はよくバイオアベイラビリティは❹＿＿＿＿＿＿％程度で，バルガンシクロビル 1回900 mg投与では静注用ガンシクロビル 5 mg/kg投与と同等の血中濃度が得られる．なお，副作用の頻度は高く，バルガンシクロビル服用患者の1/4は何らかの副作用によって投与が中断される．小児用にドライシロップが発売されている．

一般名 レテルモビル　　**略語** ❺＿＿＿＿＿＿＿＿＿＿＿

　レテルモビルはヒトには存在しないサイトメガロウイルス固有の❻＿＿＿＿＿＿＿を選択的に阻害する．造血幹細胞移植時のサイトメガロウイルス感染症の発症抑制に適応がある．バイオアベイラビリティは❼＿＿＿＿＿＿％と良好であるが，造血幹細胞移植後の患者では❽＿＿＿＿＿＿％と低下する．骨髄抑制や腎毒性の発現リスクが低いという特徴をもち，他の薬剤とも❾＿＿＿＿＿＿＿を示さないが，耐性ウイルスが報告されている．

❶VGCV　　❷ガンシクロビル（GCV）　　❸ヘルペスウイルス　　❹60　　❺LMV
❻DNAターミナーゼ複合体　　❼94　　❽35　　❾交差耐性

▶▶▶ 抗インフルエンザウイルス薬 ◀◀◀

【経口薬】

一般名 オセルタミビルリン酸塩

　A型，B型両方のタイプのインフルエンザに有効である．❶＿＿＿＿＿歳以上の未成年の患者においては，因果関係は不明であるものの，本剤の服用後に異常行動を発現し，転落等の事故に至った例が報告されている．このため，この年代の患者には，合併症，既往歴等からハイリスク患者と判断される場合を除いては，原則として本剤の使用を差し控えることとなっている．

一般名 ファビピラビル

　インフルエンザウイルスの遺伝子複製酵素である❷＿＿＿＿＿＿＿＿を選択的に阻害する新規な作用メカニズムを有する．H5N1およびH7N9などに対する抗ウイルス作用が期待できるが，既存薬では無効または効果不十分なインフルエンザウイルス感染症に本薬剤を用いると国が判断した場合に，患者への投与が検討される医薬品として承認されている．

一般名 バロキサビル マルボキシル

　バロキサビル マルボキシルは❸＿＿＿＿＿＿阻害という新しい作用機序を持ち，単回経口投与で治療が完結するという簡便性がある反面，高率に標的分子の❹＿＿＿変異が報告されている．臨床的な効果は❺＿＿＿＿＿＿と同等である．

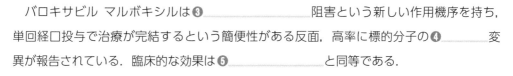

❶10　❷RNAポリメラーゼ　❸キャップ依存性エンドヌクレアーゼ　❹アミノ酸
❺オセルタミビル

【吸入薬】

一般名 ザナミビル

　インフルエンザウイルスの感染部位である❶＿＿＿＿＿＿＿＿＿＿で高濃度になるため，抗インフルエンザウイルス効果は吸入直後から発現する．オセルタミビルと同様にA型，B型両方のタイプのインフルエンザに有効で，❷＿＿＿＿＿＿＿＿や新型インフルエンザにも有効であると考えられている．きちんと吸入ができる患者であればオセルタミビルよりも有効性が高いという意見もある．

一般名 ラニナミビル

　他の❸＿＿＿＿＿＿＿＿阻害薬と同様にA型，B型両方のタイプのインフルエンザに有効である．❹＿＿＿＿＿が長く，単回吸入による治療で他剤と同様の効果が得られる．2019年10月には医療機関で使用するために，ネブライザーで吸入する製剤が発売された．

❶呼吸器粘膜局所　　❷鳥インフルエンザ　　❸ノイラミニダーゼ　　❹半減期

▷▷▷ 抗肝炎ウイルス薬 ◁◁◁

【抗C型肝炎ウイルス薬】

一般名 ソホスブビル・レジパスビル　　**略語**　❶ _____

　NS5A複製複合体阻害薬であるレジパスビルとソホスブビルの配合剤である．重度の腎機能障害 (eGFRが❷ _____ 未満) または❸ _____ を必要とする腎不全の患者への投与は禁忌となっている．

　胃内pHを上昇させる薬剤との併用で❹ _____ の血漿中濃度が❺ _____ するため，胃内制酸剤，❻ _____ 薬，❼ _____ 薬との併用には注意が必要である．

一般名 グレカプレビル・ピブレンタスビル　　**略語**　❽ _____

　NS3/4Aプロテアーゼ阻害薬である❾ _____ とNS5A複製複合体阻害薬である❿ _____ の配合剤である．特定のゲノタイプのみではなくHCVゲノタイプ⓫ _____ 型すべてに対して強力な抗ウイルス活性を認める⓬ _____ 型であるとともに，薬剤耐性を獲得しにくいことが示されている．重度の⓭ _____ 障害のある患者には禁忌である．また，12歳以上の小児にも投与可能である．

一般名 ソホスブビル・ベルパタスビル　　**略語**　⓮ _____

　NS5A複製複合体阻害薬であるソホスブビルとベルパタスビルの配合剤であり，C型非代償性肝硬変に適応のある⓯ _____ 型の直接作用型抗ウイルス薬 (DAA) である．重度の腎機能障害 (eGFRが⓰ _____ 未満) または透析を必要とする腎不全の患者への投与は禁忌となっている．

---

❶SOF/LDV　　❷30 mL/分/1.73 m^2　　❸透析　　❹レジパスビル　　❺低下

❻, ❼H$_2$受容体拮抗/プロトンポンプ阻害　　❽GLE/PIB　　❾グレカプレビル

❿ピブレンタスビル　　⓫1〜6　　⓬パンジェノ　　⓭肝機能　　⓮SOF/VEL

⓯パンジェノ　　⓰30 mL/分/1.73 m^2

【抗B型肝炎ウイルス薬】

一般名 エンテカビル　　**略語** ❶＿＿＿＿＿＿

　B型肝炎治療ガイドラインにおける❷＿＿＿＿＿＿＿＿＿製剤の第一選択薬である．食事の影響により吸収率が低下するため，❸＿＿＿＿時，❹＿＿＿＿＿＿＿＿＿に投与することのほか，❺＿＿＿＿に応じ投与量の調節が必要である．

一般名 テノホビル ジソプロキシルフマル酸塩　　**略語** ❻＿＿＿＿＿＿

　エンテカビル同様，B型肝炎治療ガイドラインで核酸アナログ製剤の第一選択薬として示されている．長期投与では❺＿＿＿＿障害，❼＿＿＿＿血症（Fanconi症候群を含む）に注意する．また，長期投与時には定期的に❽＿＿＿検査を行うなど❽＿＿＿減少に注意する．胎児への安全性が比較的高い．なお，❺＿＿＿＿に応じ投与量の調節が必要である．

---

❶ETV　❷核酸アナログ　❸空腹　❹食後2時間以降かつ次の食事の2時間以上前

❺腎機能　❻TDF　❼低リン　❽骨密度

3　処方監査①

次の処方箋を確認し，変更および問い合わせが必要がないかを検討しましょう．

処 方

1) バラシクロビル（バルトレックス®）錠 500 mg　2錠　（1回1錠）

朝・夕食後　7日分

2) ロキソプロフェンナトリウム錠 60 mg　1錠　（1回1錠）

疼痛時

▶▶▶ 患者情報，身体所見 ◀◀◀

年齢　63歳　**性別**　男性

身長　179 cm　**体重**　65 kg

アレルギー歴　なし

診断名　帯状疱疹

▶▶▶ 併用薬 ◀◀◀

アムロジピン錠 5 mg　1錠　（1回1錠）　朝食後

▶▶▶ 検査値 ◀◀◀

WBC　$75×10^2/\mu$L　RBC　$343×10^4/\mu$L　Plt　$21×10^4/\mu$L　**好中球**　65%　ALT　22 U/L

AST　19 U/L　Scr　0.8 mg/dL　eGFR　75 mL/分/1.73 m^2

Answer

　この処方箋に記された用量は単純疱疹の投与量です．帯状疱疹に対するバラシクロビルの投与量は1回1,000 mgを1日3回であるため，問い合わせが必要です．

▷▷▷ **解説** ◁◁◁

　経口バラシクロビルをはじめとする抗ヘルペスウイルス薬は適応疾患に対して用法・用量が異なるので注意が必要です．バラシクロビルの単純疱疹に対する投与量は1回500 mgを1日2回ですが，帯状疱疹・水痘に対しては1回1,000 mgを1日3回となります．また，投与日数は単純疱疹では5日間（初発型性器ヘルペスの場合は10日間まで可），帯状疱疹では7日間，水痘では5〜7日間（小児は5日間）使用し，改善の兆しが見られないか，あるいは悪化する場合には，他の治療に切り替えることとされています．

▷▷▷ **ワンポイントアドバイス** ◁◁◁

　抗ヘルペスウイルス薬は開始時期が発病初期に近いほど効果が期待できるため，できるだけ早く服用をすすめられるよう説明しましょう．

　また，バラシクロビルは腎排泄型の薬剤であるため，腎機能低下患者には用量調節に注意が必要です．その他のアシクロビルやファムシクロビルも同様に調節が必要となりますが，アメナメビルは肝代謝型薬剤のため調節が不要であり，用法が1日1回である点が大きな特徴となります．

▷▷▷ **MORE INFO.** ◁◁◁

　「抗菌薬Navi第3版」　p.271（抗ヘルペスウイルス薬の腎機能による用量調節）

4 処方監査②

次の処方箋を確認し，変更および問い合わせが必要がないかを検討しましょう．

処 方

1) ラニナミビル（イナビル®）吸入粉末剤 20 mg　1容器　（1日1回）

単回吸入

▶▶▶ 患者情報，身体所見 ◀◀◀

年齢　11歳　**性別**　男性

身長　140 cm　**体重**　40 kg

アレルギー歴　なし

診断名　インフルエンザウイルス感染症

▶▶▶ 併用薬 ◀◀◀

なし

▶▶▶ 検査値 ◀◀◀

WBC　$71\times10^2/\mu$L　RBC　$488\times10^4/\mu$L　Plt　$39\times10^4/\mu$L　**好中球**　60%　ALT　43 U/L
AST　35 U/L　Scr　0.5 mg/dL　eGFR　102 mL/分/1.73 m^2

Ａnswer

　ラニナミビルの10歳以上の小児に対する用量は40 mg（2容器）であるため，問い合わせが必要です．

▷▷▷ **解説** ◁◁◁

　ラニナミビルの用法・用量は，インフルエンザウイルス感染症の治療・予防に対し，成人または10歳以上の小児には40 mg（2容器），10歳未満の小児には20 mg（1容器）を単回吸入投与となります．予防のときのみ，成人または10歳以上の小児に対し，20 mg（1容器）を1日1回，2日間に分けて投与することも可能です．ラニナミビルは1回の投与で治療が完結する吸入剤であるため，コンプライアンスの面でも優れていますが，うまく吸入ができない小さな子どもや，咳症状がひどく吸入が難しい場合などは経口剤への変更が考慮されます．

▷▷▷ **ワンポイントアドバイス** ◁◁◁

　ラニナミビル吸入粉末剤は乳糖水和物を使用しているため，乳製品に対して過敏症の既往歴のある患者には注意が必要です．

　抗インフルエンザウイルス治療薬は，症状発現後，速やかに投与を開始する必要があります（発症後48時間以内）．また一部のNSAIDsの投与でインフルエンザ脳症のリスクが増加する可能性があると考えられており，ジクロフェナクやメフェナム酸は原則禁忌である旨は押さえておきましょう．

▷▷▷ **MORE INFO.** ◁◁◁

　「抗菌薬Navi第3版」　p.299（インフルエンザ脳症）

5 処方監査③

次の処方箋を確認し，変更および問い合わせが必要ないかを検討しましょう．

処 方

1) エンテカビル（バラクルード®）錠 0.5 mg　1錠　（1回1錠）

朝食後　30日間

▷▷▷ 患者情報，身体所見 ◁◁◁

年齢　60歳　**性別**　男性

身長　164 m　**体重**　52 kg

アレルギー歴　なし

診断名　B型肝炎

▷▷▷ 併用薬 ◁◁◁

1) メトクロプラミド錠 5 mg　1錠　（1日1錠）　吐き気時

2) クエン酸第一鉄 50 mg　4錠（1日4錠）　朝夕食後

3) ヘパリン類似物質クリーム 20 g　（1日数回）　患部塗布

▷▷▷ 検査値 ◁◁◁

WBC　$30\times10^2/\mu$L　**RBC**　$351\times10^4/\mu$L　**Plt**　$18\times10^4/\mu$L　**好中球**　56%　**ALT**　39 U/L

AST　31 U/L　**Scr**　0.9 mg/dL　**eGFR**　7 mL/分/1.73 m^2

```
Answer
```

　エンテカビルは空腹時投与であり，服用のタイミングについて処方医に問い合わせが必要です．

▷▷▷ **解説** ◁◁◁

　エンテカビルは食事の影響により吸収率が低下するため，空腹時（食後2時間以降，かつ次の食事の 2 時間以上前）に投与する必要があります．患者より生活スタイルを聞き取り，飲み忘れなく服用できる適切なタイミングを提案しましょう．

▷▷▷ **ワンポイントアドバイス** ◁◁◁

　免疫抑制薬や化学療法によりB型肝炎ウイルスの再活性化が起こり，B型肝炎が発症し，そのなかには劇症化する症例が報告されています．そのため，診療ガイドラインに沿ったスクリーニング・モニタリングを行い，必要に応じて核酸アナログ製剤が投与されます．

　エンテカビルは腎機能による用量調節が必要な薬剤のため，腎機能の確認も必須となります．添付文書に腎機能による減量基準が明記されているため確認しておきましょう．1回量は腎機能にかかわらず変わりありませんが，クレアチニンクリアランスが10 mL/分未満の患者や透析患者では服用が7日に1回となります．

▷▷▷ **MORE INFO.** ◁◁◁

　「抗菌薬Navi第3版」　p.307（核酸アナログ製剤の腎機能による用量調節）

第2部
応用編

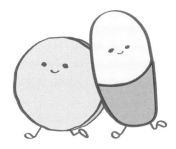

実践問題1（結核菌の治療と感染対策）

　50代の男性．咳嗽が3ヵ月ほど前から続くため，近医を受診し，抗菌薬が処方されるも，寛解と増悪を繰り返していた．その後，総合病院で結核と診断され，入院加療を受けていた．通院治療に切り替わり，以下の処方箋を持って来局した．

処方

1) リファンピシンカプセル 150 mg　（1回3カプセル）
2) イソニアジド錠 100 mg　（1回3錠）

　　　　　　　　　　1日1回（朝食前空腹時，月曜日と木曜日の週2日服用）　8日分

Exercise

Q1-結核の治療はどのように行われるか？（設問レベル：★）

Q2-今回の処方内容より，注意すべき副作用は何か？（設問レベル：★）

Q3-結核治療で用いられるDOTSとは何か？（設問レベル：★）

Answer

A1–結核の治療は，リファンピシンとイソニアジドを基準として，ピラジナミド，エタンブトールあるいはストレプトマイシンなどの長期間服用で行います（→詳細は「抗菌薬Navi 第3版」p.264参照）．治療に非常に長期間を要するため，患者さんには正しく服用を継続してもらう必要があります．さらに，ノンコンプライアンスは耐性結核菌の出現にも繋がるため，薬物治療にあたっては薬剤師や医療従事者の支援が必要です．副作用の状況や，結核菌の感受性に応じて，エチオナミドやサイクロセリン，リファブチンなどが用いられます（→自信がない場合は「抗菌薬Navi 第3版」p.250以降でおさらいしよう）．

A2–リファンピシンやイソニアジドは，肝障害に注意する必要があります（→「抗菌薬Navi 第3版」p.251参照）．よって，治療中は，肝機能検査値（ASTやALT，γ-GTPなど）を確認しましょう．また，リファンピシン使用時には，汗や尿が赤褐色に着色するため，事前の患者さんへの情報提供のほか，白色の肌着を避ける，トイレは何度か流すなどといった生活指導も必要です．

A3–DOTS（ドッツ）は「Directly Observed Treatment, Short Course」の頭文字です．これは，患者さんの毎日の服薬を第三者が飲み込むまで確認しながら治療することで，結核の治療を確実に終了するように導く手法を指します（→詳細は「抗菌薬Navi 第3版」p.263参照）．DOTSは周囲への感染を予防し，耐性菌の発生を防ぐなどの点で，非常に有効であることが世界的に認められ，世界保健機関（WHO）では結核対策の基本とされています．

実践問題2（βラクタマーゼ阻害薬配合剤の処方理由）

　60歳，女性．発熱と咳嗽が続くため，近医を受診した．聴診で右下肺野背側に捻髪音を聴取し，胸部X線写真で同部に浸潤影を認め，軽症の市中肺炎と診断された．喀痰を採取されたのち，外来で経過観察となり，以下の処方箋を持って来局した．

> **処方**
>
> 1）オーグメンチン配合錠250 RS（アモキシシリン・クラブラン酸）　（1回1錠）
> 2）サワシリン®錠（アモキシシリン）　（1回1錠）
>
> 1日3回（毎食後）　3日分

Exercise

Q1-アモキシシリンが2種類処方されている理由は何か？（設問レベル：★★）

Q2-投与日数が3日間となっている理由は何か？（設問レベル：★★）

Q3-薬剤耐性対策の観点から患者に指導すべき内容は何か？（設問レベル：★★）

Answer

A1- オーグメンチン配合錠250RSは，ペニシリン系抗菌薬であるアモキシシリンとβラクタマーゼ阻害薬であるクラブラン酸を2：1（250 mg：125 mg）で配合した製剤ですが（→詳細は「抗菌薬Navi 第3版」p.12参照），このままではアモキシシリンの配合量が国際基準（4：1）より少ないため，サワシリン®を同時に処方します．このような処方を巷では，オーグメンチンとサワシリン®の頭文字をとって「オグサワ」など略してよぶこともあります．この処方では，肺炎球菌（ペニシリン耐性肺炎球菌含む），インフルエンザ菌，モラキセラ菌，口腔内常在菌（誤嚥性肺炎）など，市中肺炎の原因菌としてよくみられる菌種を広くカバーできます．

A2- 投与日数が3日間なのは，市中肺炎の治療を3日しか継続しないためではなく，3日目に再評価を行うためです．感染症の多くはおおよその治療薬の投与期間が決まっており（軽症の市中肺炎であれば5〜7日間），十分な効果がみられなければ薬剤変更も必要になります．患者さんには，症状の増悪を感じた場合，3日後の再診まで我慢せずに受診するよう指導することも大切です．

A3- 抗菌薬の不適切な使用は，耐性菌の出現に繋がります．不適切な使用とは，不必要な患者への投与，不適切な用法・用量による投与，不適切な治療期間，濫用などです．すなわち，患者さんには，処方された抗菌薬は正しい用法・用量で，症状の改善などにかかわらず必ず全て服用するよう指導する必要があります．また，残しておいた抗菌薬を他人へ譲るほか，再び症状が現れたときに自己判断で服用する行為などを避けるように指導しましょう．

実践問題 3（C型肝炎の治療）

　65歳女性．C型慢性肝炎を以前に指摘され，今回，治療目的にて入院した．経過良好であったため外来通院で治療を続けることになり，以下の処方を持って来局した．

処方

1）レジパスビル・ソホスブビル配合錠　（1回1錠）

1日1回（朝食後）　14日分

Exercise

Q1- C型肝炎治療に用いられる薬剤には何があるか？（設問レベル：★★）

Q2- 本薬剤で注意すべき副作用や併用薬は何か？（設問レベル：★★）

Q3- 本薬剤の投与時にモニタリングすべきことは何か？（設問レベル：★★）

Answer

A1- C型肝炎の治療方針としては，直接作用型抗ウイルス薬（DAAs）が発売されたことにより，インターフェロンを併用しない治療も選択可能となりました（→詳細は「抗菌薬Navi 第3版」p.300参照）．ただし，どのような治療が選択されるかは，患者の年齢やこれまでの治療歴，合併症の有無，ウイルス量（HCV-RNA定量検査），遺伝子型（genotype）により決定されます．治療法については，日本肝臓学会から「C型肝炎治療ガイドライン」[1]が発表されているため，最新のものを参考にしましょう．

A2- 本薬剤の重大な副作用には，高血圧や脳血管障害（脳梗塞，脳出血など）があります．また，抗菌薬であるリファンピシン，抗てんかん薬であるカルバマゼピン，フェニトインのほか，セント・ジョーンズ・ワートと併用すると本剤の血中濃度が低下するため，併用禁忌です．また，アミオダロンと併用すると徐脈などの重篤な不整脈を生じる可能性があることから，併用の有無は必ず確認しましょう．

A3- 副作用である高血圧や，徐脈を考慮し，本薬剤の使用時にはバイタルサインに注目しましょう．また，腎不全患者には禁忌であり，ワルファリンやタクロリムス投与中の患者では，出血や低血糖などを起こすこともあるため，腎機能，PT-INR，血糖など，各種臨床検査値の異常も注意深くモニタリングした方がよいでしょう．

文献

1）日本肝臓学会編：C型肝炎治療ガイドライン（第8版），2020.
https://www.jsh.or.jp/medical/guidelines/jsh_guidlines/hepatitis_c.html

実践問題4（インフルエンザの治療）

　　大学に通う23歳男性．昨日から倦怠感があり，今朝起きると，関節痛および39.5度の発熱を認めたため，受診した．インフルエンザの迅速診断キットにより，インフルエンザA型が陽性となり，以下の処方せんをもって来局した．

処方

1) オセルタミビルカプセル 75 mg　　（1回1カプセル）

　　　　　　　　　　　　　　　　　　　　　　1日2回（朝・夕食後）　5日間

Exercise

Q1-抗インフルエンザ薬には，他に何があるか？（設問レベル：★）

Q2-一般的に，本薬剤の投与中に注意すべき副作用は何か？（設問レベル：★）

Q3-インフルエンザの感染予防にはどのような対策が必要か？（設問レベル：★★）

Answer

A1- A型・B型両方のインフルエンザに対する治療薬は，経口剤として2種類（オセルタミビルバロキサビル マルボキシル），吸入剤として2種類（ザナミビル，ラニナミビル），注射剤として1種類（ペラミビル）存在します（→詳細は「抗菌薬Navi 第3版」p.289～290参照）．さらに，経口薬のアマンタジンはA型に対して，ファビピラビルは，既存の抗インフルエンザ薬が無効または効果不十分な場合の新型または再興型インフルエンザウイルス感染症に対して使用できます（→詳細は「抗菌薬Navi 第3版」p.294，296参照）．特に吸入剤については，正しく吸入する必要がありますので，使用手順を製薬会社のwebサイトや添付文書などで確認し，患者さんにわかりやすく伝えましょう．

A2- オセルタミビルの添付文書にあるように，「因果関係は不明であるものの，インフルエンザ罹患時には，転落等に至るおそれのある異常行動（急に走り出す，徘徊する等）があらわれることがある」と報告されています．とくに，「就学以降の小児・未成年者の男性で報告が多い」とされるため，オセルタミビルを使用する際には事故防止のために「① 異常行動の発現のおそれがあること，② 自宅において療養を行う場合，少なくとも発熱から2日間，保護者等は転落等の事故に対する防止対策を講じること，について患者・家族に対し説明を行う」と注意喚起がなされています．

A3- 有効な予防手段にはワクチン接種があげられます．インフルエンザの主な感染経路は，飛沫感染や接触感染であり，症状の認められる患者には不織布マスクの着用を促すほか，患者が触れた場所はアルコールなどによる清拭を行いましょう．また，流行時には医療機関・薬局でも，定期的な換気のほか，ドライブスルー対応や事前予約，患者の動線を分けるなどといった対応を考慮します．

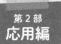
実践問題5（TDM対象薬の注意点）

40歳，女性．造血幹細胞移植を受け，現在は外来フォロー中．外来受診後に以下の処方箋を持って来局された．

処方

1) タクロリムスカプセル 1 mg　（1回1カプセル）

　　　　　　　　　　　　　　　　　　　　　1日2回（朝9時と夜21時）　28日分

2) プレドニン錠 5 mg　（1回1錠）

3) アムロジピン錠 5 mg　（1回1錠）

4) ロスバスタチン錠 2.5 mg　（1回1錠）

　　　　　　　　　　　　　　　　　　　　1日1回（朝食後）　28日分

5) アレンドロン酸ナトリウム錠 35 mg　（1回1錠）

　　　　　　　　　　　　　　　　　1日1回（月曜日の起床時）　4日分

6) スルファメトキサゾール・トリメトプリム配合錠　（1回2錠）

　　　　　　　　　　　　　1日1回（月曜日と木曜日の朝食後）　8日分

7) ボリコナゾール錠 200 mg　（1回1錠）

　　　　　　　　　　　　　　　　　　　　1日2回（食間）　28日分

Exercise

Q1- 今回の処方のなかでTDMが必要な薬物は何か？（設問レベル：★）

Q2- TDM対象薬について，どのようなモニタリングが必要か？（設問レベル：★★）

Q3- 経過中に異常を発見した場合，どうすればよいか？（設問レベル：★★）

Answer

A1-今回の処方であれば，免疫抑制薬のタクロリムスとトリアゾール系抗真菌薬のボリコナゾールが治療薬物濃度モニタリング（TDM）の対象薬です（→ボリコナゾールについての詳細は「抗菌薬Navi 第3版」p.238，243参照）．なお，造血幹細胞移植後や臓器移植後には，免疫抑制のためにカルシニューリン阻害薬やステロイド薬を服用することから，易感染状態になるため，感染を予防する目的で抗菌薬〔スルファメトキサゾール・トリメトプリム（ST合剤）；→詳細は「抗菌薬Navi 第3版」p.187参照〕や抗真菌薬（ボリコナゾール）が投与されます．

A2-TDM対象薬の血中濃度と，特に起こりやすい副作用に注目し，患者さんの所見・自覚症状や臨床検査値を確認しましょう．基本的には，臨床検査値はひと通り確認します．なぜなら，タクロリムスによる代表的な副作用に腎機能障害がありますし，ボリコナゾールによって肝機能障害が起こります．また，腎機能や肝機能が悪化すれば，代謝や排泄が低下し，それに伴い併用薬による副作用の発現頻度も高くなります．他にもST合剤による汎血球減少や，ステロイド薬やタクロリムスによる耐糖能異常を評価するには，白血球や赤血球，血小板の推移や血糖値の推移などのモニタリングも必要になります．検査値に加えて，患者さんからもより多くの情報を入手し，必要であれば医療機関からの情報の取り寄せなども含めて，注意深く経過観察を行いましょう．

A3-経過中に異常を発見した場合には，主治医へ情報提供する必要があります．特にTDMの結果が確認できない場合は，処方元の医療機関に問い合わせましょう．また，ふだんから処方元の医療機関の薬剤部に勤務する血液腫瘍内科担当の薬剤師などと情報提供を介して交流をもつなどして，相談しやすい環境をつくっておきましょう．

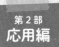

実践問題6（感冒の治療）

　30歳，男性．昨日より鼻汁と咳・咽頭痛を認めたため，本日受診した．医療機関で感冒（かぜ症候群）との診断を受け，以下の処方を持って来局した．その際，患者より「抗菌薬はこの処方に入っていますか？」と尋ねられた．

処方

1) カルボシステイン錠 500 mg　（1回1錠）

2) デキストロメトルファン錠 15 mg　（1回1錠）

　　　　　　　　　　　　　　　　　　　　　1日3回（毎食後）　5日分

3) アセトアミノフェン錠 500 mg　（1回1錠）

　　　　　　　　　　　　　　　　　発熱時（4〜6時間あけて）　5回分

Exercise

Q1- 質問に対し，どのように患者に回答すべきか？（設問レベル：★）

Q2- 感冒様の症状を生じる感染症のなかで，抗菌薬が必要となる場合はどのようなときか？（設問レベル：★★）

Q3- 逆に，感冒の患者に抗菌薬が処方されていたらどうすればよいか？（設問レベル：★）

Answer

A1-「抗菌薬は細菌に作用するため、ウイルスを原因とするかぜ症候群 (感冒) には効果がなく、今回は処方されていません. その代わりにかぜの症状を和らげる薬が処方されています. かぜ症候群を直接治療する薬はありませんが、通常であれば数日で自然に治ります」と処方内容と意図にふれつつ回答します. あわせて、可能であれば、患者さんが疑問をもった理由なども聞き取り、不安を取り除けるような情報提供を行えるとよいでしょう.

A2-抗菌薬は、感冒を含む急性気道感染症のなかで、A群レンサ球菌 (GAS) などの細菌が原因と考えられる急性鼻副鼻腔炎や急性咽頭炎、急性気管支炎の場合に必要です. 他にも、百日咳菌やマイコプラズマ、クラミドフィラなどを原因菌とするために、抗菌薬を用いた治療が必要になる呼吸器感染症があります.

A3-抗菌薬の不適切使用が疑われる場合は、処方医に処方意図を問い合わせることが望ましいですが、なかなか難しいと思います. 日ごろから定期的に交流をもつなどして、質問しやすい環境の構築に努めましょう.

第2部
応用編

実践問題7（抗菌薬投与時の下痢）

　53歳，女性．人差し指が化膿し赤く腫れていたため，近隣の診療所を受診し，以下の処方が出されていた．基礎疾患に2型糖尿病がある．服用から2日後，1日5回以上の下痢を認め，患者から保険薬局（かかりつけ薬剤師）に電話がかかってきた．

処方

1）セフカペンピボキシル錠 100 mg　（1回1錠）

1日3回　7日分

Exercise

Q1- 下痢の原因は何を考えるか？（設問レベル：★）

Q2- このとき，薬剤師としてとるべき行動は何か？（設問レベル：★★）

Q3- 下痢発症後の感染対策・予防として何が必要か？（設問レベル：★★）

Answer

A1 - 本症例で生じた下痢では，抗菌薬の投与による抗菌薬関連下痢症が疑われます．原因微生物には，*Clostridioides (Clostridium) difficile* (→詳細は「抗菌薬Navi 第3版」p.329参照) やメチシリン耐性黄色ブドウ球菌 (MRSA；→同p.326参照) が考えられ，経口のバンコマイシン (→同p.165参照) やメトロニダゾール (→同p.204参照)，フィダキソマイシン，ベズロトクスマブの投与や，原因となる抗菌薬の中止，整腸剤の投与などの検討が必要になります[1].

A2 - 患者さんには医療機関への受診を勧め，あわせて **A3** に示す感染対策について情報提供を行いましょう．処方医にも患者さんの経過に関して情報提供を行い，どうすべきか相談しましょう．場合によっては，診療所より検査が速やかに行える病院への受診勧奨が必要かもしれません．

A3 - 感染予防には，標準予防策に加え，接触感染予防策が必要になります．原因微生物が*Clostridioides difficile*であれば，芽胞を有するためアルコールでの消毒は無効であり，石けんと流水による手洗いを励行するように指導しましょう．また，接触感染により伝播しますので，患者家族へ伝播しないように，トイレやタオルなどの共有をやめ，ドアノブなど複数の家族が触れる可能性がある場所に触れたあとは必ず手洗いするなど，注意するように指導しましょう．

文献

1) 日本化学療法学会・日本感染症学会 CDI診療ガイドライン作成委員会 編：Clostridioides (Clostridium) difficile 感染症 診療ガイドライン，2018.（日本化学療法学会雑誌，66 (6)：645-690, 2018.）

実践問題8（尿路感染症の治療）

　以下の症例情報を確認し，次頁の設問のなかで本症例において適切だと思われるものを選択しましょう．

　46歳，女性．身長150 cm，体重43 kg．

　12月30日に，実家に車で帰省した．高速道路は帰省ラッシュでひどく混雑しており，車内で長時間を過ごした．その日の22時ごろに排尿時痛を感じるようになったが，そのまま寝てしまった．

　年明け後も違和感はあったが，お正月休みなのでしばらく我慢していた．しかし，症状が治まらないために受診することとした．

患者情報

既往歴　高コレステロール血症

家族歴　特になし

嗜　好　喫煙：なし，飲酒：缶ビール350 mL×1本/日

使用薬　アトルバスタチン

副作用・アレルギー歴　なし

検査値

意識レベル　JCS：0

バイタルサイン　血圧：120/70 mmHg，心拍数：70/分，呼吸数：16/分，体温：36.3℃

尿検査　pH：5.5，尿潜血（1＋），赤血球≧50/HPF，白血球≧100/HPF，扁平上皮＜1/HPF，細菌（2＋），ただし月経中の採尿である

診断結果

膀胱炎の疑い

計画

● 尿培養

● 抗菌薬の服用開始

Exercise

Q1-膀胱炎の臨床症状として代表的でないものは以下の選択肢のうちどれか？

（設問レベル：★★）

❶ 排尿時痛

❷ 発熱

❸ 排尿困難

❹ 頻尿

Q2-膀胱炎の原因微生物として頻度が高いと考えられるのは以下の選択肢のうちどれか？

（設問レベル：★★）

❶ *Escherichia coli*

❷ *Enterococcus faecalis*

❸ *Candida albicans*

❹ *α-Streptococcus*

Q3-膀胱炎に対して選択すべきでない抗菌薬は以下の選択肢のうちどれか？

（設問レベル：★★）

❶ レボフロキサシン

❷ シプロフロキサシン

❸ クラブラン酸・アモキシシリン

❹ アモキシシリン

✦• Answer

A1-❷

　急性単純性膀胱炎は，明らかな基礎疾患がなく急性に発症する膀胱炎で，性的活動期の女性に多くみられます．代表的な臨床症状として，排尿時痛，頻尿，切迫尿，恥骨上部痛，排尿困難などがあります．感染症といえば発熱するイメージがあるかもしれませんが，通常ならば，多くは発熱を伴いません．なお，治療効果の判定は抗菌薬終了後5〜7日後に実施します．

A2-❶

　膀胱炎の原因微生物として頻度が高いものから，グラム陰性桿菌が約75％，グラム陽性球菌が約25％と報告されています[1]．また，グラム陰性桿菌のなかでは，大腸菌 (*Escherichia coli*) が63.7％と原因の多くを占めています．一方，グラム陽性球菌では，表皮ブドウ球菌 (*Staphylococcus epidermidis*) が6.1％，腸球菌属の*Enterococcus faecalis*が4.2％です．

A3-❹

　膀胱炎の主な原因微生物として急性単純性膀胱炎から分離される*Escherichia coli*の薬剤感受性は，多くの薬剤に対して比較的良好ですが，βラクタマーゼ阻害薬が配合されていないペニシリン系抗菌薬を単独で使用した場合の有効性は高くありません．一方，βラクタマーゼ阻害薬を配合していれば，ペニシリン系抗菌薬，セフェム系抗菌薬，キノロン系抗菌薬のいずれにも高い感受性が認められます．

　なお，βラクタム系抗菌薬はグラム陽性菌に無効なことが多いため，尿検査より原因菌としてグラム陽性菌が疑われる場合にはキノロン系抗菌薬を選択します．尿検査でグラム陰性桿菌が確認されている場合には，セフェム系抗菌薬またはβラクタマーゼ阻害薬配合ペニシリン系抗菌薬を選択します．

文献
　1）國島康晴 ほか：急性単純性膀胱炎の臨床的検討. 日本感染症学会誌, 89：579-582, 2015.

実践問題9（βラクタム系抗菌薬のアレルギー歴）

　皮膚科からの院外処方箋を保険薬局に持参した56歳の男性（身長168 cm，体重75 kg）との会話を読み，設問に答えましょう.

薬剤師　今回，受診された経緯や，現在お飲みのお薬などについて，少しお話をお聞かせいただけますか？

患者　わかりました.
2週間前より右足の甲にかゆみを感じ始めました. 就寝時にも強いかゆみがあったようで，寝ていたため自覚はなかったのですが，夜もずっと掻いていたと妻に聞きました. 2日前からじゅくじゅくし始めたのでA皮膚科を受診したところ，抗生物質と軟膏を出しますと言われました.

薬剤師　今回はセファレキシンという飲み薬の抗菌薬とステロイド軟膏が処方されています. 現在，他にお飲みのお薬や健康食品などはありますか.

患者　血圧の薬を飲んでいます（お薬手帳よりアムロジピンと判明）. 市販の薬は飲んでいません.

薬剤師　わかりました.
皮膚がかゆくなったり，呼吸が苦しくなったりなど，薬を使って副作用を経験されたことはありますか？

患者　そういえば子どものころ，ペニシリンの注射をした後に皮膚が真っ赤になったと母から言われたことがあります.

薬剤師　ペニシリンの何という名前の薬だったかわかりますか？

患者　もう50年くらい前のことだし，子どもだったので名前はわかりません. ペニシリンということだけは母からずっと聞かされていたので，それは間違いないと思います.

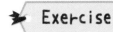 **Exercise**

Q1–処方されたセファレキシンと過去のアレルギー歴をふまえて，以下の選択肢のうち正しいものを選択せよ（設問レベル：★★）

❶ 皮疹が生じたのはペニシリン系抗菌薬であり，今回の処方はセフェム系抗菌薬のため関連性がないと判断した．

❷ 皮疹が生じたのはペニシリン系抗菌薬であり，今回の処方はセフェム系抗菌薬のため関連性はわからないが，患者には一度服用してもらい，何かあれば連絡するよう伝えた．

❸ 抗菌薬どうしでの交差反応の可能性があるため，処方医に疑義照会した．

❹ 抗菌薬でアレルギーの経験がある場合，すべての抗菌薬が使えないため，処方医に疑義照会した．

Q2–βラクタム系抗菌薬によるアレルギーを回避する場合，代替抗菌薬の選択で正しいのはどれか？（設問レベル：★★★）

❶ ペニシリン系抗菌薬によるアレルギーの場合，セファロスポリン系抗菌薬であればアレルギーは出現しない．

❷ ペニシリン系抗菌薬によるアレルギーの場合，カルバペネム系抗菌薬であればアレルギーは出現しない．

❸ 交差反応が起こる要因として，βラクタム環そのものが影響している．

❹ 交差反応が起こる要因として，βラクタム環に隣接する側鎖Rが影響している．

Q3–今回の事例で，セファレキシンを変更する場合，提案する代替薬剤として適切なものはどれか，2つ選べ（設問レベル：★★★）

❶ ミノマイシン

❷ セファクロル

❸ ST合剤

❹ アモキシシリン

Answer

A1-❸

ペニシリン系抗菌薬でのアレルギー歴がある場合に注意すべき点は，① 副作用の重篤度はどの程度か，② 具体的な成分名は何か，③ 他のβラクタム抗菌薬の交差反応があるかの3点に集約されます．まず，患者情報から副作用情報を得た場合は，情報収集のみにとどまらないことが重要です．アレルギー症状が出現した場合には，1度目より2度目の方が強い症状が出る場合もあるため，慎重な対応が必要となります．可能ならば薬剤の名称や成分まで聴取する努力を怠らないようにしましょう．

今回は抗菌薬，特にペニシリン系抗菌薬によるアレルギー歴ということで，代替薬が適切であるかの評価が必要です（詳細は**A3**にて後述）．

A2-❹

βラクタム系抗菌薬のアレルギーには，βラクタム環そのものが引き起こすアレルギーと，側鎖Rによるアレルギーが存在しますが，交差反応が生じる場合はβラクタム環そのものよりも側鎖Rによるアレルギーであるとされています．側鎖にはR_1とR_2があり，R_1側鎖の類似が交差反応に影響を及ぼします（例えば，セフェム系抗菌薬の基本骨格および側鎖の位置「抗菌薬Navi 第3版」p.34を参照）．一般的には，ペニシリン系抗菌薬とセファロスポリン系抗菌薬は，体内での分解過程が異なるため交差反応は起きにくいと考えられていますが，投与する際には注意が必要です．

A3-❶, ❸

前述のとおり，βラクタム系抗菌薬でのアレルギー歴がある患者に対する他のβラクタム系抗菌薬投与時には，アレルギー出現の可能性が低くとも，注意は必要です．なんらかの理由で投与せざるを得ない場合は，側鎖R_1構造の異なる抗生物質を選択します[1]．今回は，皮膚軟部組織の感染症であるため，臓器および原因菌を想定するとミノサイクリンやST合剤などが代替薬としてあげられます．

文献

1) Grayson ML, et al：Kucers' The Use of Antibiotics. A Clinical Review of Antibacterial, Antifungal, Antiparasitic, and Antiviral Drugs, 7th eEdition, CRC Press, 2017.

実践問題10（HIV感染症の診断と治療）

　以下の症例情報を確認し，次頁の設問のなかで本症例において適切だと思われるものを選択しましょう．

　45歳，男性．身長175 cm，体重85 kg．

　半年前から左腕にジュクジュクした皮疹が出現し始めた．患者自身もHIV感染症の不安を抱えていたらしく，保健所の無料検査でHIV検査を受け，陽性の結果を知らされていた．

　その後も皮膚の症状が改善しないため，近くのクリニックを受診したところ，ステロイド軟膏を処方された．その際には，HIV感染のことは医師に伝えなかった．軟膏を塗っても治らないため，再度クリニックを受診した際に梅毒を疑われ，今回，HIVの精査を含め専門医に紹介となった．

患者情報

既往歴　なし

家族歴　なし

嗜　好　喫煙：15本×25年，飲酒：ビール350 mL×1本/1日

使用薬　ステロイド軟膏

副作用・アレルギー歴　なし

性的指向　不明

検査値

バイタルサイン　血圧：109/77 mmHg，体温：36.5℃

血液検査　白血球数：3,400/μL，赤血球数：350×10^4/μL，血小板数：27,700/μL，ALT：28 U/L，　AST：10 U/L，総タンパク：9.2 g/dL，アルブミン：3.5 g/dL

ウイルス感染症検査　HBs-Ag（－），HBs-Ab（－），HBc-Ab（－），HCV-Ab（－），CD4陽性リンパ球数：128/μL，HIV-1RNA：212,000コピー/mL

診断結果

HIV感染症

計画

● 感染経路の確認

● 治療開始時期の検討

● 抗HIV療法の選択

Exercise

Q1- HIV感染症の感染経路として，以下の選択肢のうち誤っているものはどれか？
(設問レベル：★)

❶ 性行為感染

❷ 母子感染

❸ 血液を介する感染

❹ 飛沫感染

Q2- 抗HIV感染症の治療開始時期について，以下の選択肢のうち正しいものはどれか？
(設問レベル：★★★)

❶ CD4陽性リンパ球数が500/μL以下になったら治療を開始する．

❷ CD4陽性リンパ球数が300/μL以下になったら治療を開始する．

❸ CD4陽性リンパ球数が100/μL以下になったら治療を開始する．

❹ CD4陽性リンパ球数の値によらず，抗HIV療法を開始する．

Q3- 抗HIV感染症に対する初回治療薬の選びかたについて，以下の選択肢のうち誤っているものを選択せよ (設問レベル：★★★)

❶ 治療薬の組み合わせは，NRTI 2剤＋INSTI 1剤，NRTI 2剤＋PI 1剤〔少量のリトナビル (rtv) もしくはコビシスタット (cobi) を併用〕，NRTI 2剤＋NNRTI 1剤のいずれかである．

❷ 初回治療薬は，副作用，食事との関連，錠剤数，薬剤の大きさなどの点から患者に最も適したものを選び，服薬率100%を目指す．

❸ NRTI 1剤 (3TC) ＋INSTI 1剤 (DTG) の2剤療法は，いくつかの条件つきではあるものの，服薬アドヒアランス良好と予測される場合には選択肢として考慮してもよい．

❹ HIV-1RNA量がある程度コントロールされている場合には，休薬で再増加がみられなければ，そのまま治療の終了が可能である．

Answer

A1-❹

　HIV感染症の主な感染経路は，「① 性的接触，② 母子感染 (経胎盤，経産道，経母乳感染)，③ 血液によるもの (輸血，臓器移植，医療事故，麻薬等の静脈注射など)」とされ[1]，唾液などの分泌物を介した飛沫感染や接触感染の可能性は非常に低率です．

A2-❹

　抗HIV療法の開始時期については，米国保健福祉省 (DHHS)，欧州エイズ臨床学会 (EACS)，世界保健機関 (WHO) から発表されている診療ガイドラインでは，CD4陽性リンパ球数の値によらず治療を開始することが推奨されています．なお，日本では，身体障害者手帳や自立支援医療などの利用により，一定の条件を満たしたのちに医療費助成への申請が可能となります．身体障害者手帳の認定には申請から1ヵ月以上の期間を要するため，自己負担を考慮したうえで治療開始時期を検討する必要があります．

A3-❹

　抗HIV薬は作用機序により，核酸系逆転写酵素阻害薬 (NRTI)，非核酸系逆転写酵素阻害薬 (NNRTI)，プロテアーゼ阻害薬 (PI)，インテグラーゼ阻害薬 (INSTI)，侵入阻害薬に分類されます．HIV感染症の治療においては，これら薬剤を組み合わせて治療する抗レトロウイルス療法 (ART) が行われます．抗HIV薬のなかでも，より強力な薬剤を「キードラッグ」とよび，キードラッグのはたらきを補う薬剤を「バックボーン」とよびます．初回治療では，バックボーンをNRTI 2剤とし，キードラッグをINSTI・PI・NNRTIから1剤 (薬剤によってはrtvもしくはcobiを併用) とする組み合わせが一般的に使用されます[2]．

　治療レジメンについては，昼間型/夜型の生活スタイル，食事摂取のタイミング，服用薬剤やサプリメントとの相互作用など，個々のライフスタイルに合わせて考慮したうえで，「抗HIV治療ガイドライン (2021年3月発行)」[2]を参考に選択することが可能です．

文献
1) 国立感染症研究所：AIDS（後天性免疫不全症候群）とは，2018年2月改訂．
https://www.niid.go.jp/niid/ja/kansennohanashi/400-aids-intro.html
2) 厚生労働行政推進調査事業費補助金エイズ対策政策研究事業 HIV感染症及びその合併症の課題を克服する研究班：抗HIV治療ガイドライン，2021年3月発行．https://www.haart-support.jp/guideline.htm

実践問題 11（不整脈の既往と注意すべき抗菌薬）

　以下の症例情報を確認し，次頁の設問のなかで本症例において適切だと思われるものを選択しましょう．

　40歳，男性．身長175 cm，体重68 kg.

　10月X日から咳が出始めたが，我慢できる程度であったため，市販のうがい薬を使用して様子をみていた．症状出現後2日経過しても咳の症状は改善しなかったが，仕事は休むことなく通勤した．10月X＋2日の帰宅後から37.5℃の発熱が出現し，翌朝（今日）になっても38.0℃の発熱がみられ，症状が治まらないために受診した．

　受診時に，あわせて動悸に関する訴えがあった．症状は半年くらい前から出ており，毎年の健康診断では指摘されていないが，就寝前や起床時に動悸を自覚することがあり，現在も治まってはいない．また，今月になって，生活に支障が出るほどではないが，以前より動悸が出現する頻度は増えているように感じるとのことであった．

患者情報

既往歴　なし

家族歴　なし

嗜　好　喫煙：20歳から15本×20年，飲酒：機会飲酒

使用薬　なし

副作用・アレルギー歴　なし

その他　半年前から動悸を自覚

検査値

意識レベル　JCS：I-1

バイタルサイン　血圧：128/80 mmHg，心拍数：105/分・不整，呼吸数：22/分，体温：38.0℃，SPO$_2$：97%

胸部聴診　捻髪音あり

診断結果

細菌性肺炎疑い

不整脈の疑い

計画

● 外来診療にて抗菌薬治療を開始する

● 不整脈に関しては専門医に紹介する

Exercise

Q1- 不整脈が疑われる患者に対する抗菌薬の選択時に考慮すべき内容について，以下の選択肢のなかから正しいものを2つ選択せよ（設問レベル：★★★）

❶ 低カリウム血症をきたす可能性がある薬の回避

❷ 高カリウム血症をきたす可能性がある薬の回避

❸ 薬物相互作用（CYP3A阻害作用）を有する抗菌薬の回避

❹ 薬物相互作用（CYP3A誘導作用）を有する抗菌薬の回避

Q2- Kチャネル抑制作用をもつ薬剤として，以下の選択肢のうち誤っているもののはどれか？（設問レベル：★★）

❶ 漢方薬

❷ フロセミド

❸ アムホテリシンB

❹ プラバスタチン

Q3- 薬物相互作用（CYP3A阻害作用）をもつ薬剤として，以下の選択肢のうち誤っているものはどれか？（設問レベル：★★）

❶ エリスロマイシン

❷ クラリスロマイシン

❸ バンコマイシン

❹ イトラコナゾール

Answer

A1-❶, ❸

不整脈とは，心拍の動きが不整となり，脈がゆっくりとなること (徐脈：心拍数60/分以下) や，逆に早く打つ (頻脈：心拍数100/分以上)，または不規則に打つ現象のことです．運動，興奮，または発熱時や加齢により脈が不規則になる場合には，病的なものではなく，生理的な反応と判断される場合もあります．一方，明らかな誘因がなく，突然脈拍が120/分以上になる場合は病的な頻脈の可能性があります．

薬剤，特に抗菌薬使用時には，薬剤性QT延長症候群に注意すべきであり，ときに，重篤な不整脈であるTorsades de Pointes (TdP) が生じ，突然死に至る可能性があることも理解しておく必要があります．

マクロライド系抗菌薬はKチャネル遮断作用をもつため，心筋細胞の活動電位が維持される時間が長くなり，QT延長を引き起こす可能性があります．また，直接心臓への作用をもたない薬剤であっても，Kチャネル抑制作用をもつ薬剤との併用時には，CYP3Aを介した薬物相互作用により，QT延長の誘因となりえます．

A2-❹

Kチャネル抑制作用を有する薬剤は，肝・腎機能低下時には代謝・排泄の遅延による血中濃度の上昇を介して，QT延長を引き起こすことがあります．QT延長が報告されている薬剤の例として，漢方薬，フロセミド，アムホテリシンB，レボフロキサシン，クラリスロマイシン，アジスロマイシン，ボリコナゾールがあげられます．

A3-❸

薬物相互作用 (CYP3A阻害作用) を有する薬剤は，併用する他の薬剤の血中濃度を上昇させることでQT延長を来すことがあります．薬物相互作用 (CYP3A阻害作用) によるQT延長が報告されている薬剤の例として，クラリスロマイシン，アジスロマイシン，ボリコナゾール，フルコナゾール，イトラコナゾールがあげられます．

文献

1) 日本循環器学会ほか 編：2020年改訂版 不整脈薬物治療ガイドライン，2020年3月公開．
https://www.j-circ.or.jp/old/guideline/pdf/JCS2020_Ono.pdf
2) CREDIBLE MEDS®：QUICK SEARCH for drugs on the QTdrugs Lists (2021年8月閲覧).
https://crediblemeds.org

実践問題12（薬剤熱への対応）

以下の症例情報を確認し，次頁の設問のなかで本症例において適切だと思われるものを選択しましょう．

55歳，男性．身長176cm，体重67kg．

1週間前に37.5℃の微熱が出るとともに右の腰あたりが痛くなり，血が混じったような色の尿が出たため近医を受診した．診察の結果，結石が疑われ，泌尿器科専門のクリニックを受診するよう勧められたが，仕事を休むことができないためすぐに受診ができず，その日は抗菌薬7日分を処方され，水分を多くとるよう指示を受けて帰宅した．

抗菌薬を服用しはじめてから4日目，トイレに行ったら尿と一緒に結石らしいものが出てきた．その後から，腰の痛みは改善しはじめ，熱も平常体温に戻ったが，抗菌薬は服用を続けていた．

治療開始7日目の昼ごろ，再度の発熱を感じたため，体温を測定したところ38.5℃を確認した．その際は，あまり体がだるいとは感じなかった．熱があがってきたことと，今日で処方されていた抗菌薬を飲み終わったため，再度受診して服薬を続けた方がよいのか，保険薬局へ相談に行った．そこで，薬剤師から薬による発熱ではないかと指摘され，念のために受診を促されたため，再受診することとなった．

患者情報

既往歴 高血圧症

家族歴 なし

嗜　好 喫煙：15本×35年，飲酒：焼酎水割り2杯

使用薬 ニフェジピン，ST合剤

副作用・アレルギー歴 なし

所見・検査値

意識 清明

バイタルサイン 血圧：135/90mmHg，心拍数：109/分，呼吸数：20/分，体温：38.5℃，SpO_2：97％

血液検査 白血球数：6,600/μL，好中球：81％，赤血球：437×10^4/μL，血小板：158,000/μL，ALT：16U/L，AST：14U/L，CRP：3.2mg/dL

診断結果

尿路感染症疑い，薬剤熱疑い

計画

● 抗菌薬の服用を中止する

● 熱源を検索する

Exercise

Q1–「薬剤熱」の説明として，以下の選択肢のうち正しいものを選択せよ (設問レベル：★★)

❶ 薬剤熱とは，薬剤によって引き起こされ，身体所見や検査所見から熱源が認められない場合に診断される.

❷ 発生機序として，I型アレルギー反応が寄与している.

❸ バンコマイシンのレッドマン症候群 (レッドネック症候群) と同様な発生機序をたどる.

❹ 薬剤熱が生じるタイミングは，薬剤投与直後である.

Q2–抗菌薬による薬剤熱の原因薬剤として頻度が高いものはどれか？ (設問レベル：★★)

❶ マクロライド系抗菌薬

❷ テトラサイクリン系抗菌薬

❸ クリンダマイシン

❹ サルファ剤 (ST合剤含む)

Q3–薬剤熱を疑うポイントとして，以下の選択肢のうち誤っているものはどれか？

(設問レベル：★★)

❶ 発熱の程度と比較して全身状態が良好である.

❷ 通常の発熱と異なり，比較的徐脈である.

❸ 炎症マーカーが比較的低値である.

❹ 白血球が比較的低値である.

Answer

A1-❶

　薬剤熱とは，薬剤によって惹起される発熱で，身体所見や検査所見からほかに発熱の原因を認めないものと定義されます．主にⅢ型のアレルギー反応によるもので，一般的に投与開始1〜2週間で発症しますが，長期使用例でも発症する可能性があります．ちなみに，バンコマイシンによるレッドマン症候群はヒスタミンが遊離することにより発生するため，薬剤熱の機序とは異なります．

A2-❹

　薬剤熱を誘発する頻度ごとに，代表的な薬剤を以下に示します[1]（下線を引いたものが抗菌薬です）．特に，使用頻度が高いセファロスポリン系抗菌薬は高頻度に薬剤熱を発生することが報告されており，不明熱の被疑薬になりやすいことを押さえておきましょう．

- **高頻度**：アトロピン，アムホテリシンB，バルビツール，ブレオマイシン，メチルドパ，ペニシリン，セファロスポリン，フェニトイン，プロカインアミド，キニジン，サルファ剤（ST合剤を含む），インターフェロン
- **中等度**：アロプリノール，アザチオプリン，シメチジン，ヒドララジン，ヨード剤，イソニアチド，リファンピシン，ストレプトマイシン，イミペネム，バンコマイシン，ニフェジピン，NSAIDs各種，メトクロプラミド
- **低頻度，まれ**：各種ステロイド，アミノグリコシド，マクロライド，テトラサイクリン，クリンダマイシン，クロラムフェニコール，ビタミン剤

A3-❹

　薬剤熱を疑うポイントは，原因薬剤が投与後された3〜14日で発熱がみられる点です．発熱以外の特徴には，発熱の程度と比較して全身状態が良好であることや，通常の発熱と異なり比較的徐脈であることが多いことがあげられます．検査値では，白血球数の上昇，好酸球数の上昇がみられることもありますが，参考程度として捉えるべきです．また，発熱の程度に比べて炎症マーカーは比較的低値であることも特徴の一つです．

文献

1）Johnson DH, et al：Infect Dis Clin North Am, 10（1）：85-91, 1996.

実践問題13（ワクチンのよろず相談“あれこれ”）

　保険薬局に努めるAさん（25歳）は，1日50枚程度の処方箋調剤をしています．

　今日も5人の患者さんからワクチンに関する質問を受けました．ワクチンに関する質問は意外と少なくないなあと感じています．

　以下に，これまでにAさんが受けたワクチンに関する質問のなかから3つ取り上げました．どのように回答したらよいか，一緒に考えてみてください．

【Case 1】

　75歳男性．

　「2週間後に全身麻酔でヘルニアの手術をすることになりました．実は来週，肺炎球菌のワクチンを予約しているんですけど，打っていいものか，果たして打たない方がよいのか迷っています．どうしたらいいですか？」

【Case 2】

　24歳女性，妊娠4ヵ月．

　「妊娠していますが，インフルエンザのワクチンを打ってもいいですか？ でも，妊娠中のワクチン接種はすごく不安です．あと，子どものころに卵のアレルギーがあると言われた覚えがありますが，アレルギーがあるとワクチン接種は避けた方がよいのでしょうか？ 成人してからは卵が含まれているものを食べていますが，特になんともない気がします」

【Case 3】

　50歳女性．

　「私ではないのですが，16歳の娘のワクチンのことでご相談させてください．子宮頸がんの予防に，ヒトなんとかワクチン，……名前を忘れましたが，そのようなワクチンがあることを知りました．私自身が子宮頸がんで苦労していますので，もしワクチンで予防できるのなら娘には打ってあげたいのですが，打った方がよいですか？」

➤ Exercise

A1- Case 1に対する回答として，以下の選択肢のうち正しいものを選択せよ

（設問レベル：★★）

❶ 手術は侵襲性が高いため，手術の前後のワクチン接種は非常に危険な行為である．したがって，ワクチン接種は延期し，しばらくの期間は手術に専念した方がよい．

❷ 肺炎球菌ワクチンは不活化ワクチンであり，手術の種類を問わず，いつでも接種可能なワクチンである．

❸ 全身麻酔による手術の場合とワクチンの間隔については指針がある．肺炎球菌ワクチンであれば，術前2日間，または術後1週間の間隔をあければ接種は可能である．

❹ 高齢者にとって肺炎球菌ワクチン接種は非常に重要であるため，手術から2～3日後の歩行が可能になったころ（入院中）に接種してもらえばよい．

Q2- Case 2に対する回答として，以下の選択肢のうち正しいものを2つ選択せよ

（設問レベル：★★）

❶ 妊娠中は胎児の発育を考慮してワクチン接種は控えなければならない．

❷ 妊娠中に生ワクチンは接種できないが，不活化ワクチンならば接種可能である．

❸ 卵アレルギーがある場合，鶏卵の成分が含まれるため，インフルエンザワクチン接種は禁忌である．

❹ 卵アレルギーがあったとしても，アレルギー症状の程度が低い場合はワクチン接種が可能な場合があるため，問診医に相談すべきである．

Q3- Case 3に対する回答として，以下の選択肢のうち正しいものを選択せよ

（設問レベル：★★）

❶ 子宮頸がんを予防するワクチンはロタウイルスワクチンである．

❷ 子宮頸がんに関連するウイルスの感染経路は性行為であるため，決められた年齢の男女が接種するよう定められている．

❸ はじめての性交渉を経験する10代前半までにワクチン接種をすることが重要である．

❹ 子宮頸がんワクチンの副反応は，接種部位痛の報告がある程度であり，重大な副反応の報告はない．

Answer

A1-❸

　ワクチン接種後の抗体が産生される時期に，麻酔や手術による免疫抑制が生じると，抗体産生が不十分となる可能性があります．また同様に，副反応が生じる可能性がある期間に麻酔や手術を行うと，副反応の増強や，生ワクチンによる感染症の発症を引き起こす可能性があります．ワクチン接種後の副反応は，生ワクチンの場合には接種後1～2週間に生じるものが多く，3～4週間後までは発現する可能性があると知られています．一方，不活化ワクチンの副反応は，接種後遅くとも48時間以内に発現すると言われています．したがって，ワクチン接種後から全身麻酔を伴う治療のあいだで開けるべき最短期間として，生ワクチンは3週間，不活化ワクチンは2日が推奨されます[1,2]．

A2-❷,❹

　ワクチン接種は有効性がその危険性を上回ると判断された場合に行われます．周産期での接種の際は，母体，および胎児と新生児への影響を考えなくてはなりません．「産婦人科診療ガイドライン産科編2020」[3]では，CQ101「妊婦・授乳婦から予防接種について尋ねられたら？」への回答として，妊婦に対しては，「① 生ワクチン接種は原則として禁忌である」「② 不活化ワクチン接種は可能である（有益性投与）」，授乳婦に対しては「生ワクチンも不活化ワクチンも接種可能である（有益性投与）」と示しています．

A3-❸

　子宮頸がんを予防するワクチンは，ヒトパピローマウイルス（HPV）に対するワクチンであり，2021年9月現在で3種類のワクチン（2価，4価，9価）が使用されています．HPVの主な感染経路は性行為であり，男女ともに接種する必要がありますが，日本では，年齢や性別により定期接種（無料）や任意接種（自費）と扱いが異なります．いずれにせよ，初めての性交渉を経験する10代前半までにワクチンを接種することが重要です．子宮頸がんワクチンの副反応として，局所反応（接種部位の疼痛，発赤，腫脹）が80～90%と高く，そのほかに迷走神経反射（失神，転倒）の報告があります．

文献
1）予防接種リサーチセンター：予防接種ガイドライン 2021年版, 2021.
2）奥平正美：Rp.+ レシピプラス Vol.18 No.4（2019年秋号）, p.76, 南山堂, 2019.
3）日本産科婦人科学会，日本産婦人科医会：産婦人科診療ガイドライン産科編2020, 2020年4月公開.
　　http://www.jsog.or.jp/activity/pdf/gl_sanka_2020.pdf

おうちでできる「菌力 UP！」エクササイズ
外来編（経口剤）

2021 年 11 月 1 日　1 版 1 刷　　　　　　　　　　©2021

著　者
村木優一　　奥平正美　　坂野昌志　　吉村昌紘

発行者
株式会社 南山堂　代表者 鈴木幹太
〒113-0034　東京都文京区湯島 4-1-11
TEL 代表 03-5689-7850　　www.nanzando.com

ISBN 978-4-525-23881-0